平本福子

「深い学び」が動き出す！

食育の場をどうデザインするか

食育こそアクティブラーニング！

20の実践と理論

女子栄養大学出版部

はじめに

一九九三年4月、杜の都仙台の宮城学院女子大学に赴任しました。三重県生まれの私は、東北の水の冷たさに慣れるのにしばらくかかりました。また、本学への転任は、足立己幸先生（当時、女子栄養大学教授）のもとで食生態学を学べることでもあったことから、調理学（食事づくり）教育を食生態学（人間の食の営みを環境との関わりからとらえる）から展開できることにワクワクしていました。

本書は、私が学外の方々やゼミ生と一緒に行ってきた食育実践をまとめたものです。その特徴は、食事づくりを中心とした活動であること。また、その食事づくりは〝生産から食卓まで〟のフードシステム全体への視野を持ったものであることです。中でも、魚を題材とした「さかな丸ごと食育」はその代表的なもので、NPO法人食生態学実践フォーラムや、「さかな丸ごと食育」研究班のメンバーとして、すすめてきた食育実践です。

近年、アクティブラーニングが提起され、二〇一七年には、文部科学省の学習指導要領で「主体的・対話的で深い学び」として、学び方の提言がされています。食に関する学習は、学習内容の範囲が広いことから、総合的な学習の時間だけでなく、家庭科・社会科・理科など多数の教科で行えること、かつ、私たちの食生活にはさまざまな課題（朝食欠食などの食習慣、家族との共食の少なさ、食料自給率の低下など）が多いことから、子どもたちが皆でそれらの課題解決に取り組むことができ、アクティブラーニングの題材に適していると思います。

しかし、真に子ども（学習者）自身が興味関心を持って、探究的に取り組んでいるか、活動内容の計画・実施・評価に子どもたちが関わっているかというと、必ずしもそうとは言えません。経験的にも、学習者主体の活動は、意見の交換をていねいにしなければならないので大変です。しかし、学習者主体の活動では、支援者が思わずうなるようなユニークな意見が出るなど、おもしろいことがたくさんあるのです。

本書のタイトルを「食育の場をどうデザインするか」にしたのも、支援者は学びの場をつくるだけ、そうすれば学習者が自ら動き出してくれる。すなわち、学びの環境づくりが食育の要だと思うからです。

本書は、実践編、理論編、資料編の3部構成になっています。

まず、実践編では、多様なライフステージ（幼児、小学生、高校生、大学生、幼児の保護者、高齢者）の学習者の食育事例を取り上げています。また、食育活動の場も、保育所、子ども園、小学校、学童保育所、放課後子ども教室、高校、大学、魚市場、スーパーマーケット、被災地の仮設住宅と多様です。さらに、大学の平本ゼミを拠点としつつ、連携・協働する方々も、栄養士、保育士、教員（小学校、高校）、地域活動ボランティア、学童保育支援員、魚市場職員、魚加工業者、スーパーマーケット店長、町内会役員、地域包括支援センター職員、行政職員など、多くの職種からなっています。

このように、本書の実践20事例は、多様な学習者・学習の場・支援者が織りなす、多彩な食育の物語となっています。なお、本書では、各事例頁の下部に、「学習者または活動の主体者」「活動の場」として表記してありますので、参考にしていただければと思います。

また、実践事例の最後に「実践するときのポイント」として、その実践をすすめるうえで「こんなところをていねいに見ていくと、きっとうまくいくはず！」というところを記しましたので、ご活用ください。

次いで、理論編では、実践編の各事例の背景となる理論、社会背景、問題意識などについて記しました。

理論編扉の故香川綾先生（女子栄養大学元学長）の言葉「実践なき理論は空しい、理論なき実践は発展しない」にあるように、実践を深めていくためには、その実践を省察する（振り返る・評価する）ことが重要です。また、そのためには省察する視点をきちんと持っていなければなりませんが、そのときに参考になるのが理論なのです。

なお、理論とは、「個々の現象を法則的、統一的に説明できるように、筋道を立てて組み立てられた知識の体系」とされています。個々の事例での学習者、学習の場所、支援者は個性的な存在で、世界にただひとつのものですが、人間の行動や認識には、共通するものもあります。そこで、共通のものさしである理論を用いて、実践を計画・省察すると、個々の現象に振り回されずに、冷静に論理的に見ることができます。

例えば、人間の食の営みを環境との関わりでとらえる「人間・食物・環境の関わり」は、足立食生態学の基本となる理論です。そして、この理論に基づき「生産から食卓まで」をテーマとした食育が計画・実施され、省察を経て、改善されていきます。

このように、理論編では、実践編の事例との対応がわかるように表記してありますので、理論編と実践編を交互に読み返していただければと思います。さらに、理論編の最後には、参考文献を記載しましたので、活用していただけると幸いです。

最後の資料編では、「『1枚ポートフォリオ』の活用～学習の流れを学習者と支援者で共有するために」「『さかな丸ごと探検ノート』の地域展開版～魚を題材に地域学習」で、実践編では伝えきれなかった内容について、私が作成してきた教材を用いて、具体的に補足をしました。また、食育を考えるうえでわかってほしい基本的な考え方として、「食物摂取・食行動・食環境の関係～生活の質（ＱＯＬ）をゴールとして」「食事の栄養バランスを評価する～学習者により異なるアプローチ」のふたつを取り上げました。ちなみに、このふたつの資料は、私が1年生の最初の授業「食生活論」で講義する内容です。

本書は、幼児から高齢者までの食をとおした活動に関わる、さまざまな職種やボランティアの方々に読んでいただけることを願っています。そして、今までの実践を振り返り、あらたな構想を考えるきっかけにしていただけたら、こんなにうれしいことはありません。

目次

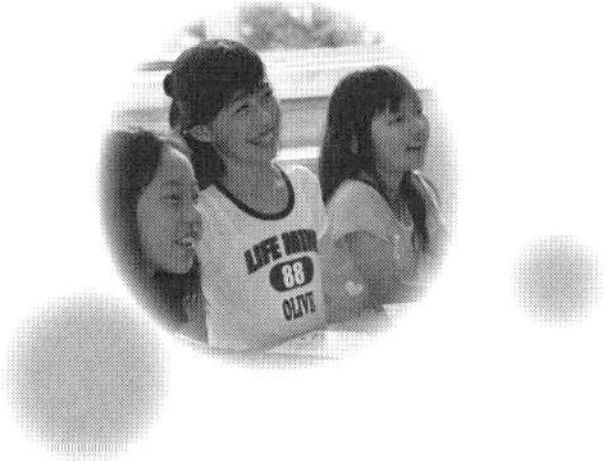

2章 理論編
実践を深める

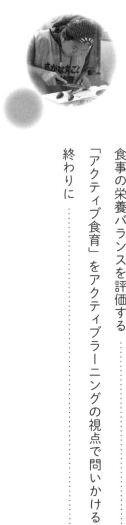

さかな丸ごと

食育の力を広めたい！
「ひとりでできるもん！」から学んだこと

1970年に大学入学後、学園内の子ども料理教室に関わってきました。その後、1991年にはじまったNHK教育テレビ「ひとりでできるもん！」の料理監修を担当させていただきました。この番組は、子ども（舞ちゃん）がひとりで料理をつくる15分番組です。

「ひとりでできるもん！」で思い出すことと言えば、大変だったことばかり。例えば、この番組では料理のつくり方を歌詞にして歌いながらつくるのですが、調味料の分量が違うと歌詞が音に合わないので、おいそれとレシピの訂正ができないこと。また、視聴者からの質問や苦言（子どもの料理なのに酒を使ってもよいのか等々）は、すべて私のところに回ってきます。テレビ局というところは朝も夜も関係なく動いているので、おかまいなしに電話がかかってきて、しかも即答しなければならないのです。

一方、学ばせていただいたこともありました。テレビという媒体はよくも悪くも、情報を魅力的に伝えるのが上手。料理づくりが楽しいことを、子どもだけでなく大人にも伝えてくれたのですから。正しい情報だけど、魅力的に伝えられない栄養関係者のひとりとして学ぶところは少なくありませんでした。しかし、あるとき、担当者に「野菜が苦手な子どもがいるので、この番組だったら野菜料理の楽しさ、おいしさを伝えられるのではないか。ぜひやってほしい」と言ったところ、「野菜は視聴率がね……」と結局取り上げてはもらえませんでしたが。

数年前に33歳で亡くなられた1代目舞ちゃん（平田実音さん）が、毎週末の収録でがんばっていた姿も思い出します。1993年に制作した『ひとりでできるもん！』全10巻（金の星社）の中の「すてきなおかしづくり」は、2018年に42刷が発行されています。表紙には、舞ちゃんの笑顔が今も輝いています。

私も1993年に仙台に移り、多くの実践を重ねてきました。

1章

現場の声が聞こえる
実践編

幼児からお年寄りまで、多様な学習者との食をとおした実践が20事例。こだわりは、学習者と支援者が互いに学び合うこと。

食育の主役はだあれ？
—子ども主体の食育実践

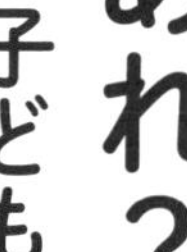

学習者：小学生
活動の場：地域

子どもへの食育では、「子ども一人ひとりを大切に」とか、「子どもの主体性を大切に」などと言われることがあります。しかし、実際の料理づくりの場などでは、大人の指示に従って、言われたように動く子どもの姿を目にすることが少なくありません。もしかしたら、「子どもの主体性」は、スローガンや精神論だけになってしまっていないでしょうか。私は自分の体験を振り返り、子どものことを大切に思いながらも、ややもすると大人が主体になりがちな食育を問い直してみたいと思います。

子どもの主体性を大切にした「べんとうず」との出会い

今から10年ほど前、仙台市立東六番丁小学校の片隅で実施されている地域子ども教室「夢工房」で、「子どもが子どもに伝える」食育の支援をしたことがあります。メンバーは、小学校4、5年生の児童6名。彼らは以前、別の食育セミナーに参加し、そこで学んだ「3・1・2弁当箱法（以下、「弁当箱法」）Ｐ152」がわかりやすいので、これを「唐揚げやエビフライがいっぱいのお弁当を持ってくる友だちにも伝えてあげたい」と思ったのです。私もその食育セミナーのスタッフであったことから、この自発的な声に心が揺さぶられました。「弁当箱法」を楽しく学んでくれただけでもうれしいのに、「まわりの友だちにも伝えたい！」とはすごいと思いませんか。支援者冥利に尽きる喜びです。そうなれば、もうこれはがんばって彼らの活動を支援するしかありません。

子どもたちはスクールバンドもやっていたので、グループ名をビートルズならず「べんとうず」と名づけて活動をはじめました。2学期がはじまってしばらく経ち、初冬の風が校庭に吹いてくる頃でした。

「まず子どもたちの考えを聞いてみましょうか」

この活動は「夢工房」ボランティアの池川さんがコーディネートしてくれていたのですが、池川さんは子ども自身の考えを大切にすることに揺るぎない信念を持っている方でした。ですので、私が子どもたちの意見を聞く前に、ついつい「こうやったらどうかしら！」なんて言ってしまうと、「先生、まず子どもたちの考えを聞きましょうか」とたびたび声をかけてくれました。

活動では、「遊びながら覚えるのが一番いい！」という子どもたちの意見で、週1回、夢工房に来る子どもに、自分たちでがんばってつくったフェルト製の実物大の料理を使って、「弁当箱法」を伝えることが決まりました。さらに、活動する中で、子どもたちからふたつのアイディアが出ました。ひとつ目は、「主食3・主菜1・副菜2の割合に料理

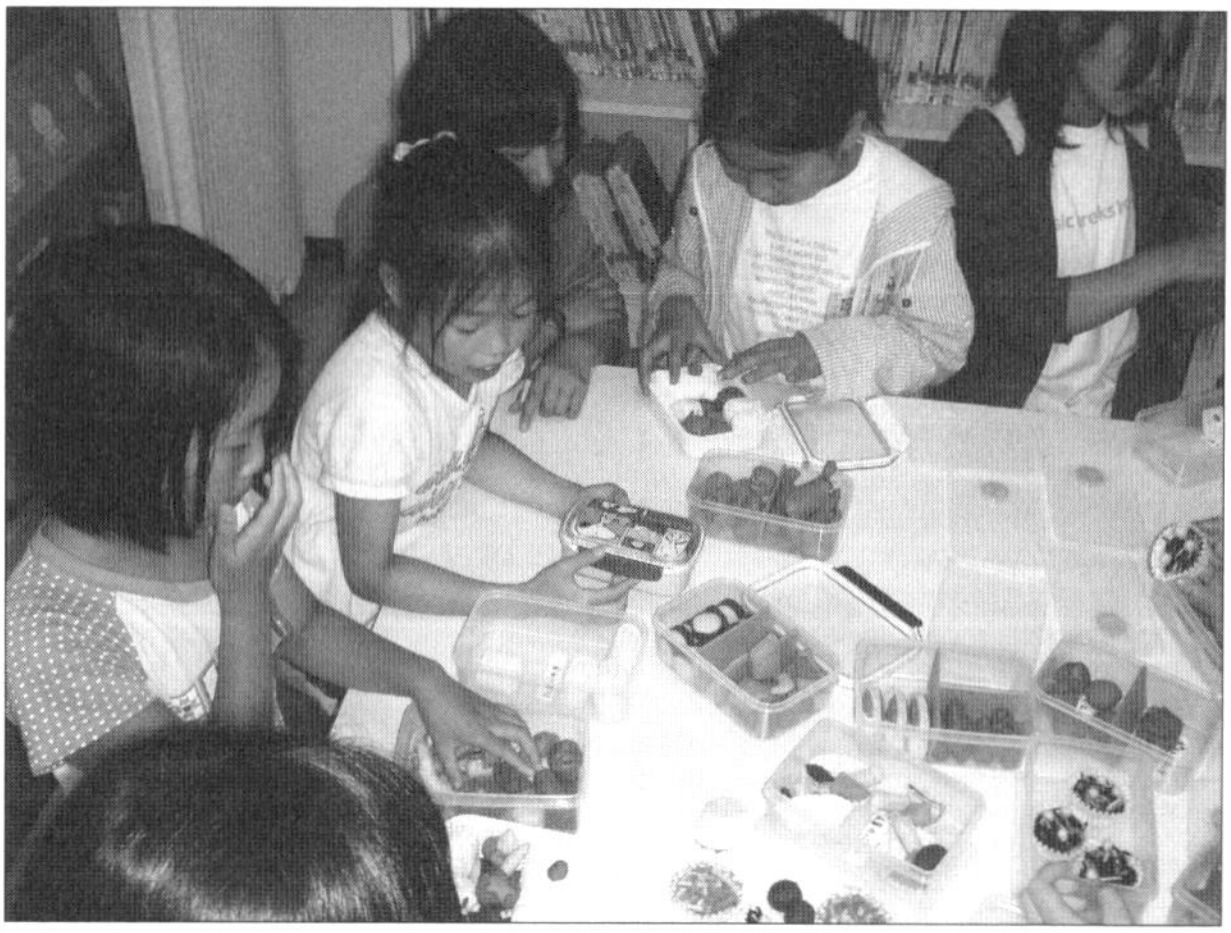

フェルトの料理を使いながら弁当づくり。最初は好きなように詰めて、2回目は3・1・2で健康によい弁当に。

を詰める」について、「低学年の子は〝割合〟を習っていないので難しいことがわかったの。ごはんは半分、肉や魚のおかずは野菜の半分というのはどう?」というもの。この「半分」作戦は大正解。「3・1・2」にキョトンとしていた2年生の子も「わかった!」と言ってくれました。「子ども同士だと、わからないことを聞きやすい」と低学年の子どもが思わずつぶやいた言葉に、ハッとしました。

ふたつ目は、「弁当箱法」のポイントである「動かないようにしっかり詰める」をどう伝えるか。子どもたちのアイディアはとてもシンプルで、「詰めたらふたをして振ってみて、動かなかったらOK!」というもの。フェルトのおかずを詰めた弁当をうれしそうに思いっきり振り、ふたをあけて「なるほど!」と納得する子どもの姿に、私たち大人は目からウロコ状態でした。その後、実際に本物の料理を詰めたときにも、詰めた弁当を振る子がたくさんいたので、もうびっくり。

本物の料理でやってみたい

活動をすすめているうちに、「本物の料理でやってみたい！」という声が出てきました。そこで、夏休みになったら、「3・1・2弁当箱法」のセミナーを自分たちで企画してやってみることになりました。日程を決めて、募集のチラシをつくって、料理を決めて等々、準備することはたくさんあります。しかし、子どもたちはやる気満々です。

料理を決めるときには、主菜は「卵焼き！」「から揚げ！」など、どんどん出てくるのですが、副菜になるとややトーンダウン。そこで、大人が「彩りや味が違うものがいいわよね」と声がけしながら、子どもたちと話し合い、ポテトサラダ、ナスとピーマンのみそ炒め、コマツナの煮びたしに。そして、1品ずつ誰がどの料理をつくるかを決め、家で練習してくることにしました。

当日は小学校1年生から6年生まで30

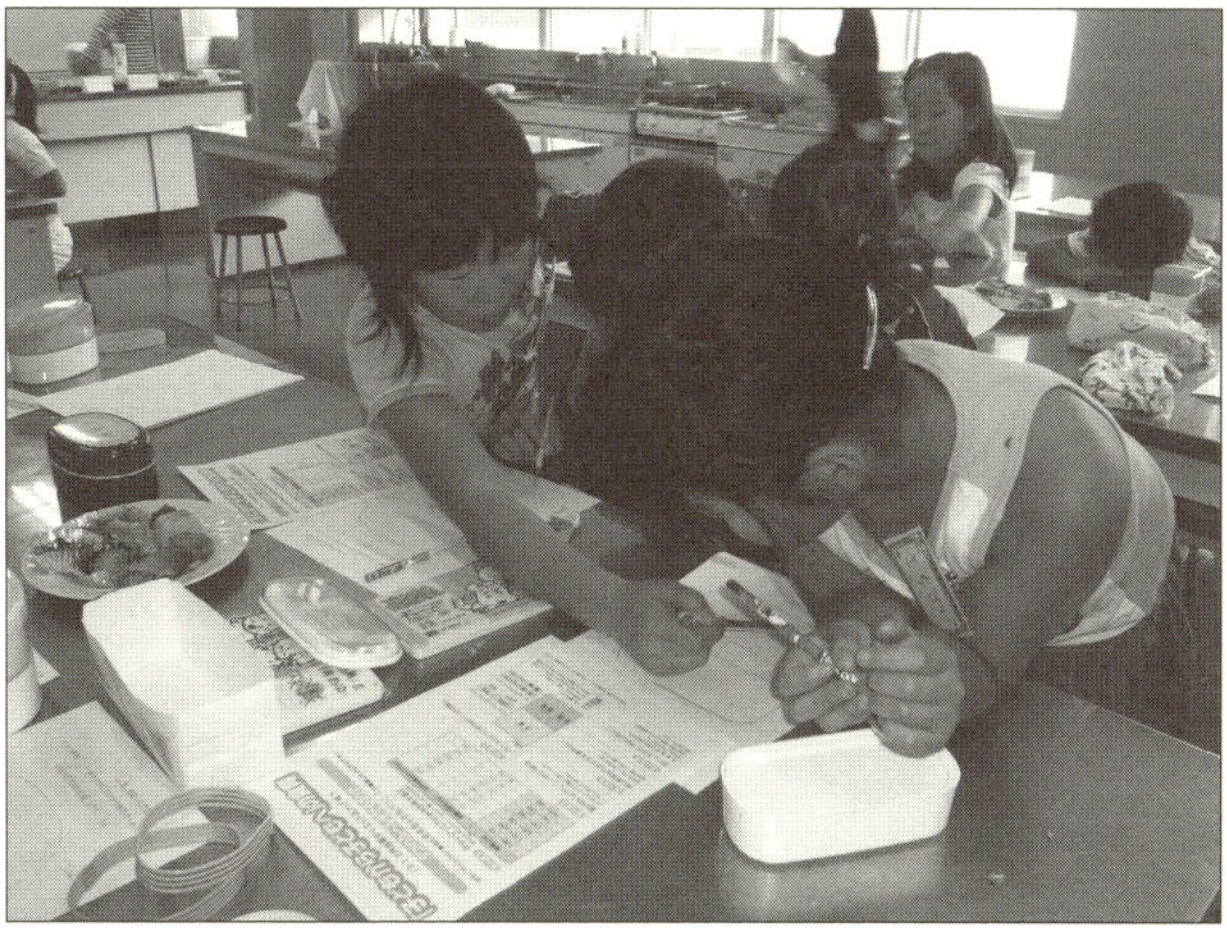

弁当箱に詰める前に、どのように詰めるかスケッチしてみます。「ちょっと、主菜が多すぎるんじゃない？」など、子ども同士で互いに教え合う場面も。

名の参加。参加者が来る前に、スタッフも入れた40人分の料理をつくっておかねばなりません。卵焼き担当のトモ君は、自宅から卵焼き器を持参してがんばっています。いよいよ、参加者が集まり、自作のパワーポイントや料理カードを使って「3・1・2弁当箱法」の説明からはじまりです。弁当箱の大きさを決めたり、料理を詰めたりするときにも、「べんとうず」の子どもたちがアドバイスしています。後日、子どもたちが「教えるのって難しい、先生の苦労がわかった」と振り返っていましたが、みんなで考え、試行錯誤したことで一回り大きくなったように感じました。

「意見を受け止めてもらう」ことからはじまる

いろいろなアイディアは「べんとうず」の子どもたちが実際に教える中であれこれ考えぬいた結果生まれたもの。教えた子どもたちが「なるほど！」とわかってくれたときには、うれしさと自信が織り交ざった笑顔が見えました。

私は大学時代に子ども料理教室のアルバイトをして以来、長く子どもの食事づくり教育に関わってきたので、子どもを大切にする食育にはそれなりの自負心は持っていたつもりでした。しかし、この「べんとうず」との出会いは、今までの自分の経験を問い直し、その後の活動につながる大きな分岐点となりました。

私はそれまでも、子どもの声をていねいに聞きながら、食教育を行ってきたつもりでしたが、それはあくまで大人が決めた内容の中でのことでした。「何を行うのか」から子どもと話し合いながらすすめるのははじめてでした。

最初はとまどいもありましたが、子どもならではの意見やアイディアが出てきて、それが新鮮で魅力的であることに圧倒されてしまいました。子どもたちは自分の意見を受け止めてくれる大人がいることがわかると、自分で考え、発言し、動くようになることを実感したのです。

実践するときのポイント

❶支援者としての自分を振り返ってみる

子どもたちへの食事づくり教育に関わっていると、子どもは“知らない人”、大人（支援者）は“知っている人”という関係性に陥ってしまいがちです。そして、その支援者の考えが支援の行い（言葉にしなくても）をとおして子どもに伝わり、子どもは支援者の指示のままに動くことがよいことだと思うようになります。すると、支援者が意図していないのにも関わらず、自分の意見を言う子どもが少なくなってしまうことがあります。ですから、まずはこのような関係になっていないかどうか振り返ってみることが必要です。

❷子どもの意見を受け止め、一緒に考える

子どもは自分の意見を聞いてくれる人がいることがわかると、いろいろな意見を言うようになります。まずはどのような意見でも受け止めることが大切です。そして、前向きでおもしろい意見やアイディアがでたら、子どもたちに「いいアイディアだけど、どうする？」と投げかけ、みんなで意見交換できるようにします。子どもたちから前向きでよい意見やアイディアが出るような雰囲気をつくり、出た意見を実現に向けて育てていけるとよいですね。

❸よき連携者をつくる

実践活動はそれをすすめる仲間づくりが重要です。子どもたちや保護者への対応、会場などについては、その地域をよく知る方にお願いするとよいです。何でも自分（たち）でやろうとすると大変になるだけでなく、うまく運びません。どこにも、子どもたちの食育に関心を持ってくれる人がひとりくらいはいるものです。よき連携者は「いる」ものではなく「つくる」ものです。

ハートを食事でプレゼント！
―地域のお年寄りに弁当を贈る

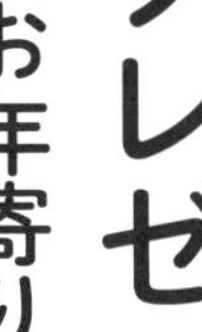

子ども主体の食育としての「3・1・2弁当箱法」の事例第2弾です。弁当は持ち運びができる「食事」なので、持っていって、誰かに食べてもらうことができるのです。

そこで、子どもたちが地域のお年寄りに弁当をプレゼントする活動をお伝えします。そして、子どもたちが弁当にお年寄りへの気持ちをどのように込めていったのか、弁当をもらったお年寄りはどのように思われたのかなど、子どもによる食育活動ならではの力を再確認してみたいと思います。

学習者：小学生
活動の場：地域

「さくらっこニコニコキッチン」は楽しさが生まれる場

大学周辺の桜ヶ丘地域での活動は、1年生から6年生まで約25名の子どもたちですすめています。グループ名の「さくらっこニコニコキッチン」は、子どもたちが「食事をつくることで楽しさが生まれるところにしたい」「小さい子でもわかる名前にしたい」と話し合って決めました。

「ニコニコキッチン」の活動は4月から12月まで計9回。どのようなことをするのかは、4月に子どもたち全員とスタッフで相談して決めます。例えば、5月の花見、7月の七夕、12月のクリスマスなどの定番ものから、スーパーマーケットで献立を立てながら買い物をする「買い物クッキング」、畑で野菜を収穫してからつくる「収穫クッキング」、漁業の方とコラボする「さかな丸ごと食育」まで、年によっていろいろな活動があります。今回の「ハートを食事でプレゼント！」は、地域コーディネーターの平田さんが社会福祉協議会も担当されていたことからはじまった、お年寄りとのコラボメニューです。

お年寄りの方が喜ぶ顔が見たい！

桜ヶ丘地域は仙台市の中でも二番目にお年寄りが多く、ひとり暮らしの方の高齢化が課題となっています。子どもたちとの活動で何かできないかと考えたときに、思いついたのが弁当をプレゼントして一緒に食べること。そして、せっかくプレゼントするのなら、その方に合った弁当にしたい。そのためにはまずはお年寄りに会って、何がお好きなのか聞いてみようということになりました。

1グループ4名でおひとりのお年寄りにインタビュー。「好きなものは何ですか？」「嫌いなものはありませんか？」の質問に、お年寄りはニコニコして「何でも食べるよ。でもちょっと硬いものは苦手だわ」と答えてくれます。弁当箱の大きさも、実際に弁当箱を見せながら「どの大きさがいいですか」と確認します。

緊張気味のインタビューが終わったら、休む間もなく、料理本を参考にしてメニュー

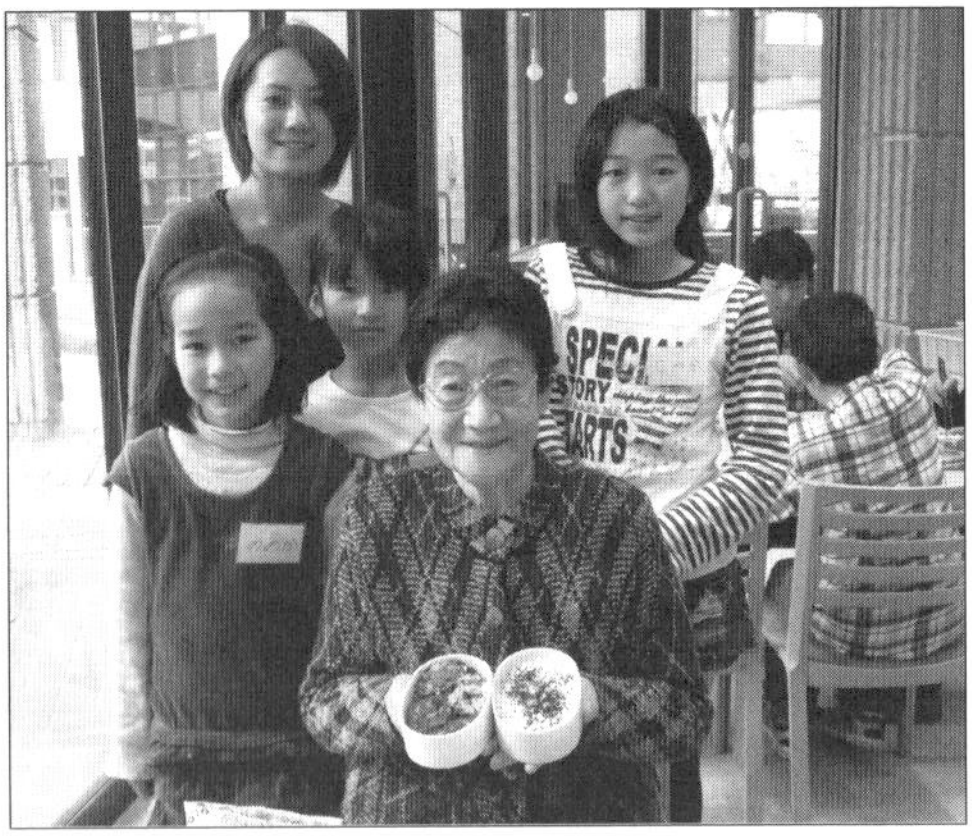

森睦子さん(88歳)を囲んでにっこり！ 弁当には子どもたちのハートがぎっしり詰まっています。

(主菜1品・副菜2品)を考えます。「サケは塩焼きをよく食べるって言ってたから、ムニエルにして、いつもと違ったものを食べてもらおう」「煮物が好きって言ってたけど、何がいいかな」「卵焼きは軟らかいからいいよね」等々、いろいろな声が聞こえてきます。

子どもの力ってすごい！

インタビューの1週間後、いよいよプレゼント当日。朝から料理づくりがはじまります。レシピを見ながら心配そうな顔でつくる子、家で練習してきたからと余裕のある子、余った材料でアレンジしてつくる子など、子どもによって準備体制は違うのですが、どの子も真剣そのもの。集中したときの子どものパワーには驚くものがあります。バタバタと料理をつくり、何とか弁当が詰め終わったら、その方に合った色の布ナプキンで包み、お年寄りがいらっしゃるのを待ちます。

お年寄りがいらしたら席まで案内します。ちょっと恥ずかしそうな、でもうれしそうな子どもらしい表情が見えます。食べる前に、インタビューで聞いたことをもとに、どんな料理にしたのかを子どもが説明すると、聞いていたお年寄りの眼がうるみキラリと光るものが。お年寄りからは、「私のために、こんな小さな子どもたちが一生懸命考えてくれたと思うとうれしくてね」「普段はスーパーでお惣菜を買って食べているので、今日はうれしいなあ。子どもがこんなにつくれるなんてすごい」など、子どもたちの気持ち（ハート）が食事（弁当）で伝わったようです。

お年寄りが帰られた後、子どもが「沢木さんが大泣きしたんだよ！」と教えてくれたのにはジーンときました。子どもたちの気持ちがお年寄りに伝わり、そしてお年寄りの気持ちが子どもに伝わるという、気持ちのやり取りが弁当を介して交換されていることがわかりました。誰かのためにつくり、食べてもらう。大人でも心動かされることですが、子どもとお年寄りの場合にもすてきなドラマが生まれました。

実践するときのポイント

❶お年寄りへのインタビュー

- 子どももお年寄りも最初は緊張気味になるので、話しやすい雰囲気をつくる。
- インタビューの内容は、食べ物の好みだけでなく、趣味などを加えるとその方のイメージが広がる。事前に子どもたちがインタビューメモをつくっておくのもよい。
- 弁当箱を準備し、ちょうどよい大きさをお年寄りと一緒に選ぶ。

❷弁当のメニューを計画する

- 料理数は、主食１品（基本は白飯）、主菜１品、副菜２品にすると考えやすい。
- 料理選びの参考になるような教材（料理本、カードなど）を準備しておく。
- ❶でインタビューしたことを確認しながら、料理を決めていく。
- 実際の弁当箱の大きさを記した用紙（設計図）に料理を描いてみて、できあがりのイメージが持てるようにする。

❸弁当の料理をつくる

- 計画時に料理の担当を決め、当日までに自分がつくる料理のつくり方を確認できるようにしておく。
- 料理ができあがったら、❷で描いた設計図を見ながら弁当箱に詰める。

❹お年寄りにプレゼントして一緒に食べる

- 弁当をプレゼントする際に、なぜそのメニューにしたのかなどを説明する。
- 楽しく会話しながら食べる。

献立を組み立てる力を育てる
―食材を見ながら献立を立てる

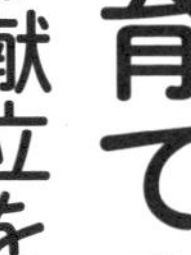

学習者：小学生
活動の場：地域

普段、私たち大人はスーパーマーケットで買い物をしながら、「今晩、何にしようかなあ」と考えることが多いですね。そうなんです！ 食事づくりのスタートは、この「何にしようかなあ」と食事のイメージを描くことなのです。そこで「食事のイメージを描き、計画する」、すなわち「献立づくり」に着目した実践を報告します。

まずは「何をつくろう」とイメージする

私のゼミでは、地域の子どもたち約25名と「さくらっこニコニコキッチン」を月1回行っています。毎月、簡単な料理を選びながらも、主食・主菜・副菜・汁の一汁二菜の食事をつくり、料理づくりの楽しさと共に、健康的な食事のイメージを育てています。そして、料理づくりにも慣れ、食事のイメージができてくる秋頃、「献立を立てて、つくる」というプログラムを実施します。

食事のイメージを描くのは、頭の中だけでもできますが、具体的なモノ（食材、料理）

があった方が描きやすく、特に経験の少ない子どもたちではなおのこと。そこで、このプログラムでは、食材が豊富なスーパーマーケットを子どもたちの食育の場に活用しようと考えました。

子どもたちは、実際にスーパーマーケットで食材を見ながら、その場で献立を考え、必要な食材を購入します。献立づくりのルールとして、子どもたちに伝えたのは以下の4点です。①今までに身につけた力を発揮する、②主食（白飯）・主菜・副菜をそろえる、③旬の食材を使う、④予算内でつくる。そして、3～4名のグループにわかれ、それぞれにサポート役の学生1名がつきます。多人数の子どもたちがウロウロするので、スーパーマーケットには事前に了解をとっておきます。

スーパーマーケットは、献立づくりの食育の場にぴったり！

それでは、スーパーマーケットでの子どもたちの様子を見てみましょう。子どもたちは、買い物袋、予算2000円（米や調味料以外で5人分）が入った財布、電卓、料理を考えるための資料（料理成分表、旬食材リスト）、献立シートを分担して持ち、店内をキョロキョロ見ながら歩いています。多くのグループが主菜から考えているようです。

「旬の魚」の店内表示を見て、サンマやサケを選んだ子どもたちが「焼く？　煮る？」「味つけは何にする？」と話し合っています。また、ブロッコリーの前では「外国産の方が安いよ」「でも、やっぱり国産がいいんじゃない？」と相談しているグループがいます。しばらく、ブロッコリーを前にして話し合った後、外国産に決定したようです。その理

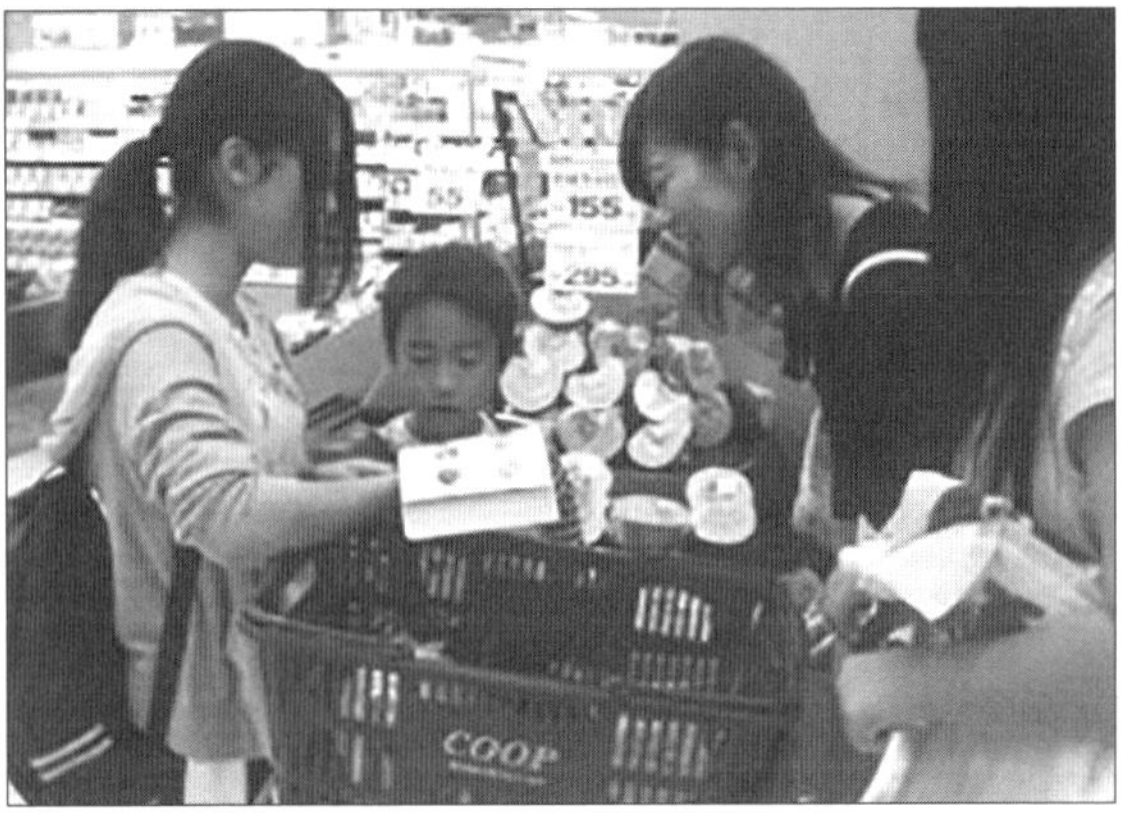

スーパーマーケットに並べられた食材と料理本を交互に見ながら、「カボチャってスープもありだよね！」など、料理選びがすすみます。

由は、食後のリンゴを買いたいからとのこと。このプログラムでは、子どもたちがあれやこれや迷いながら考えて決めていくことが大切なので、よほどのことがない限り大人は口を挟みません。

やっと食材を選び、レジに並び、財布から大切そうにお金を出して支払うときの、ちょっと緊張した子どもの表情が印象的です。大人にとっては何げないことでも、子どもにとってははじめてのドキドキ体験なのです。

料理づくりも全体の流れを見とおして

スーパーマーケットから大学の調理室まで向かう、20分の道のりは、料理づくりの打ち合わせタイムになります。「サンマやりたい人いる?」「サツマイモは茹でる?　電子レンジにする?」「サラダだから、先につくって冷まさないとね」など。調理室に到着して身支度をする頃には、ばっちり役割分担が決まっていて、すぐに調理がはじめられるというわけです。

この日、子どもたちがつくったメニューは、「サンマのかば焼き・サツマイモのサラダ・なめこ汁」「サケのホイル焼き・ブロッコリーのごま和え・カボチャのスープ」など。意外にも、魚を主菜にしたグループが多く、これは5月に銀ザケ料理をつくったことがいかされているのかもしれません。うれしいことです。子どもたちはつくった食事を食べた後、この献立でよかったかを振り返ります。私たち大人から見ると、「もう少しいい組み合わせになるのでは」と思うこともあるのですが、子どもたちは「よかった！」「おいしかった！」「予算ぴったりにできた」など、自分たちが考えた献立に肯定的です。

子どもたちは料理をつくるのが大好きです。そして、つくる料理を自分たちで決められるとなると、さらに〝やる気〟がふくらみ、秘めたるパワーがウワーと出てくるのは驚きです。そんな子どもたちの姿を見ていると、食育とは学習者（子ども）が育つ場をつくることである、と改めて感じさせられます。

「献立を立て、実際につくる」フルコースは大変か？

「献立を立て、実際につくる」ことは、食事づくりのフルコースです。ですので、子どもたちがこのフルコースを全部行うのは大変だと思われる方がいらっしゃるかもしれません。しかし、ここはフルコースであることに意味があるのです。

例えば、献立を立てるだけで、実際に食べないのであれば、子どもたちは気持ちが乗りません。実際に食べられるものを考えるから、ワクワク楽しいのです。一方、献立は決まっていて、子どもたちがつくって食べるというのは、多くの食育の場で行われていることです。子どもたちは料理づくりが好きですから、もちろん楽しいです。しかし、食事を楽しくつくることをとおして、子どもたちにバランスのよい食事のイメージを持っ

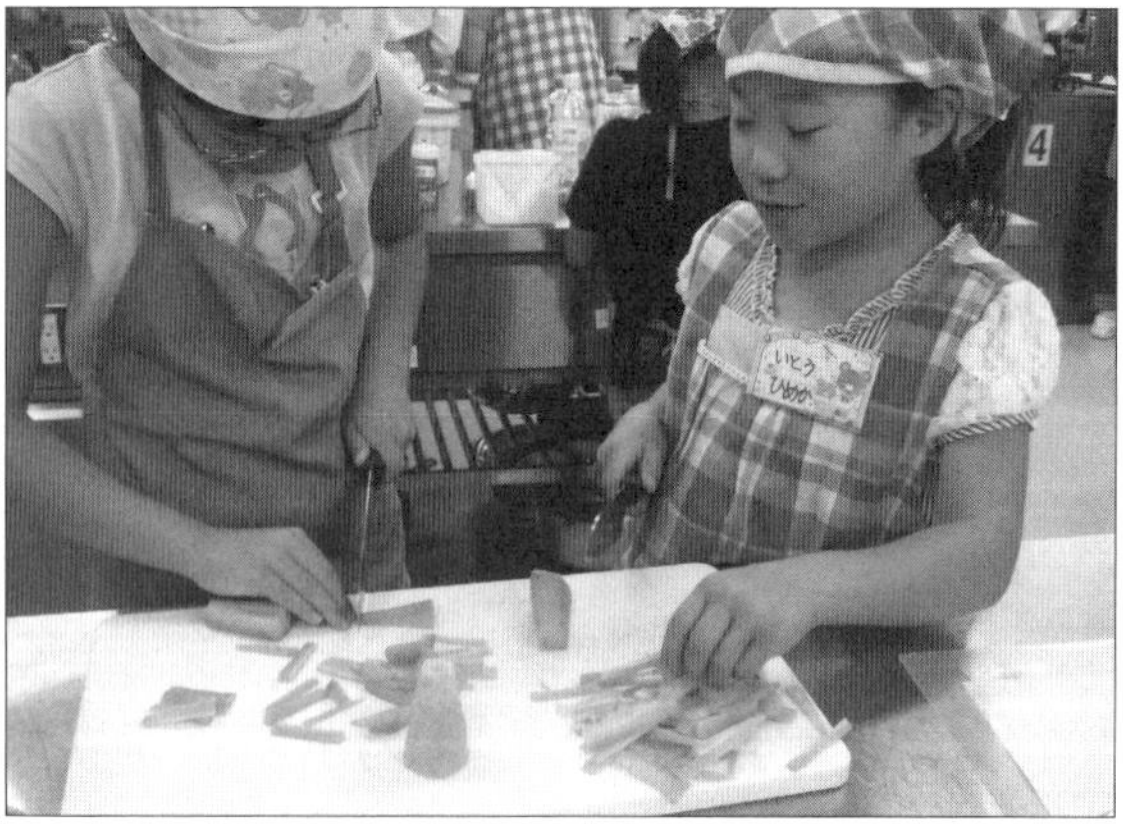

買ってきた食材を使って料理づくり。ニンジンの切り方もふたりで相談しながら決めています。

てほしい、という多くの食育関係者共通の願いがあるとすれば、子どもたちがその力を持っているのかどうかを確認する必要があるのではないでしょうか。献立を立てることは、その子どもが持っている食事のイメージを具体化することなので、子どもにとってワクワク楽しいことであると同時に、私たちにとっても教育の成果を確認する機会になります。ですから、フルコースのプログラムは重要なのです。

一皿献立ではない食事のイメージを育ててから

　しかし、このプログラムは食事のイメージが育ってきた段階で実施することが大切です。近年、どんぶり料理やランチプレートなどの一皿献立が増えている中では、ごはんと汁に、肉料理などの主菜と野菜料理の副菜が並んでいる、という食卓のイメージを持っている子どもは少なくなっています。ですから、簡単な料理づくりをとおして、一汁二菜の食事イメージを育てるプログラムを数回実施しておく必要があります。

　このとき、特に初回などでは、子どもが主菜・副菜・汁の3品もつくるのが難しいときがあります。その場合には、汁はあらかじめつくっておくなどして、全部を子どもたちがつくる必要はありません。重要なのは、子どもたちが楽しく料理づくりをして、かつバランスのよい食事を目で見て、食べる体験をすることです。ですから、フルコースのプログラムでも、極端な場合には主菜か副菜の1品だけを考えるのもアリということです。目の前の子どもたちの理解や、できることをていねいに見て、柔軟に判断していくことが大切かと思います。

実践するときのポイント

❶事前に献立づくりを確認する

子どもたちにとって、自由に食材を買えることはうれしくて、ワクワクすること。ともすればみんなで舞い上がってしまい、学習の目的が何であったのかが、どこかに飛んでしまうことがあります。ですので、事前に「今までの学習の成果をいかす」ことを確認しておくことが大切です。そのためには、p23の「献立づくりのルール」を子どもたちとていねいに確認するようにします。

❷子ども自身が「計画・実施・評価」を

献立づくりは、食事を計画すること。そして、計画に沿って、実際に食材を購入し、料理をつくり、食卓を整え、食べて、この献立がよかったかどうかを振り返り（評価）ます。これらを子ども自身が考えながらすすめ、大人はあくまでサポーター役に徹します。それによって、子ども自身が責任を持って振り返ることができると思います。また、子どもたちの振り返りを見ると、「よかった」という肯定的な評価が多いのは、この「計画・実施・評価」をがんばってやり遂げたという満足感が影響しているのかもしれません。いずれにしろ、子どもに任せることが大切です。

❸スーパーマーケットとの連携

この実践ではスーパーマーケットの協力が欠かせません。スーパーマーケットにはさまざまな食材があり、食育の場として、大きな可能性を持っています。事前に人数や時間などの了解を取っておくのはもちろんのことですが、スーパーマーケットの方に、地域の子どもたちの食育に“一役かっている”という気持ちを持ってもらうようにするとよいと思います。

季節の食を楽しむ
―小学生が企画し、伝える行事食

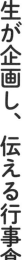

学習者：小学生
活動の場：地域

「さくらっこニコニコキッチン」の活動（P18、22）では、毎年、その年のテーマを子どもたちと一緒に決めます。ある年、担当するゼミ生の渡部さんが「季節の行事や食べ物についてやってみたいと思うんだけど」と子どもたちに問いかけました。すると、子どもたちは「何かおもしろそう！」「七夕もやるの？」「子どもの日も？」とすぐにイメージがわいたようで、「季節の食を楽しむ」がはじまることになりました。

なぜ季節の食は大切なの？

渡部さんに「さくらっこニコニコキッチン」で季節の食を取り上げたいと思った理由を聞いたところ、「核家族化や食事の簡便化、外部化がすすむ中、季節の行事やその行事での食べ物など、先人から受け継がれてきた食文化が継承されなくなってきているから」と、栄養教諭をめざす学生らしい問題意識を話してくれました。

確かに、第3次食育推進基本計画（二〇一六）においても、重点課題のひとつに「食文化の継承に向けた食育の推進」が挙げられているように、伝統的な季節の食（行事食）を次世代に伝えていくことは、今求められているテーマだと思いました。また、子どもたちも日本には季節の行事や食べ物があるという渡部さんの説明を聞いて、漠然とですが〝大切なことらしい〟という思いを持ったようでした。

季節の食を〝知る〟から、〝調べて、伝える〟へ

「さくらっこニコニコキッチン」では、4月に年間6回分の予定を、子どもたちと決めることになっています。そこで、4月のお花見は渡部さんが子どもたちへの提案として実施しましたが、5月以降についてはどんな行事があるのか、やってみたいのかについて子どもたちと話し合いました。その結果、5月は端午の節句、6月は4月の時点では未定、7月は七夕になりました。

また、「さくらっこニコニコキッチン」では、子ども自身で考えることを大切にしていることから、すすめ方で工夫していることがふたつあります。ひとつ目は、月ごとにリーダー（3、4名）を設けること。子どもたちはリーダーとしてやってみたい月を選び、それらのリーダーさんとゼミ生が相談して、メニューなどの具体的な内容を決めます。

ふたつ目は、前半と後半の2期にわけたこと。前半の4～7月をそのテーマ（季節の食）についての知識や経験を膨らます時期とし、夏休みに子どもたちが企画を立てて、後半の9・10月は、それらの企画を実施することにしました。このように2期にわけたことで、子どもたちはゆっくり力を蓄えることができると共に、培った力を表現する場が

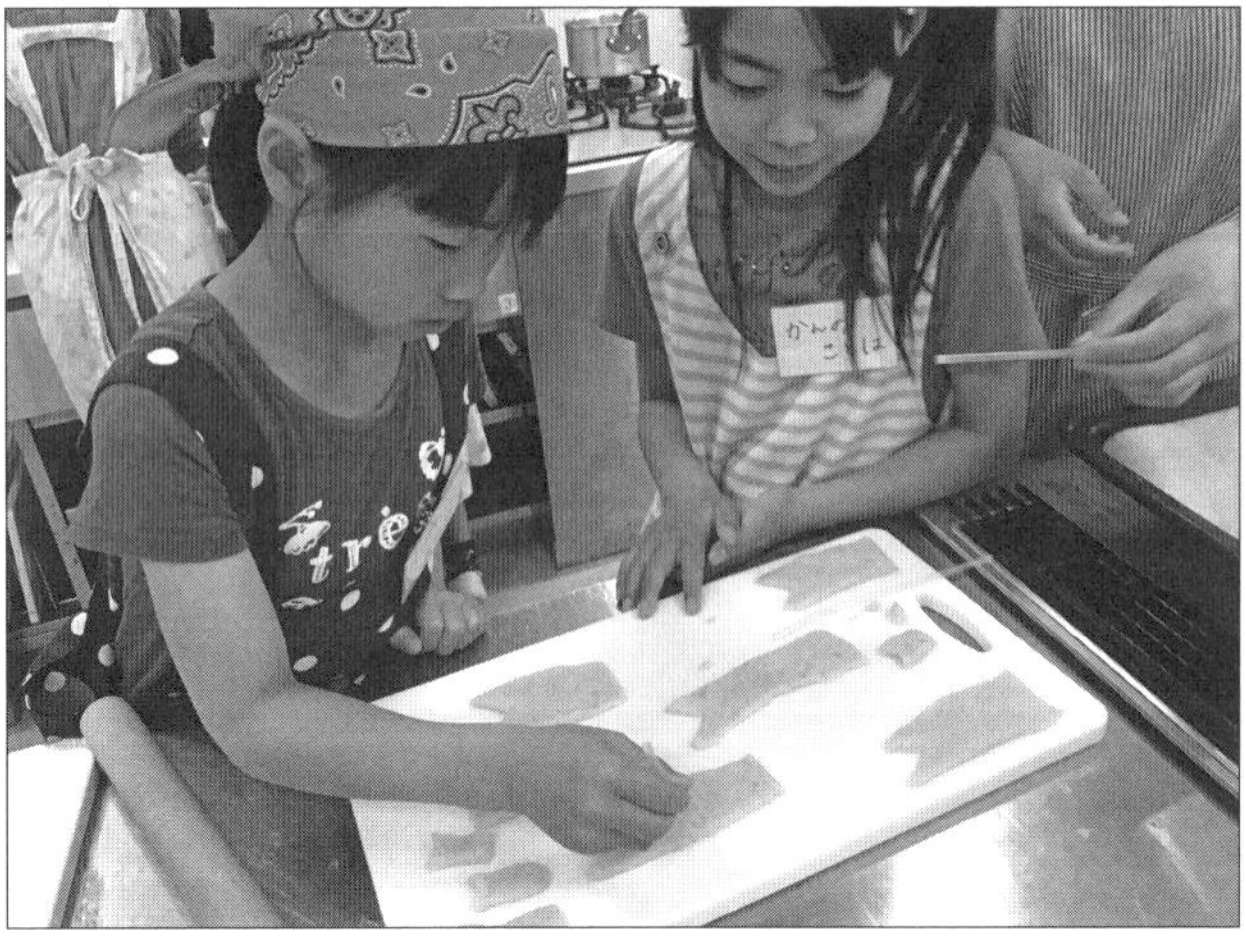

「こいのぼりクッキー」をつくっている子どもたち。

できました。また、後半では高校生（9月）、地域の方（10月）を招いて、子どもたちが調べたことを発表したり、一緒につくって食べたりしました。

「端午の節句」の食を楽しもう

5月は、「『端午の節句』の食を楽しもう」がテーマ。メニューは、子どもたちの希望で「こいのぼりクッキー」が最初に決まりました。次いで、渡部さんが「ちまき」の食事バージョンということで「中華ちまき」を提案し、子どもでもできるように炊飯器でつくることになりました。そして、もう1品は、肉も野菜も入れられるようにと、「肉団子と野菜のスープ」となりました。

当日は最初に、行事（端午の節句）の歴史や意味、その行事で食べる料理について、渡部さんがスライド（写真など）を使って説明します。「端午の節句というのは、奈良時代に中国から伝わったんです」と言うと、子どもたちから「へえー！」という声が。そして「端午の節句というと兜や武者人形を飾ったりしない？」と渡部さんがたずねると、「うんうん見たことある」という返答が。

「菖蒲の葉っぱ、見たことない？」という問いかけには、「ない～」「スーパーで売ってたよ。見たことある。お風呂に入れるっておばあちゃんが言ってた」という声も。

さらに、渡部さんの説明が続きます。「『菖蒲』が、武道を大切にするという意味の『尚武』と同じ読み方なので、武士の間では縁起がいいということから、端午の節句が男の子のお祭りになったようです」「だけど、今は子どもの日になり、男の子だけじゃないよね」と。そして、端午の節句に食べるちまきや柏餅の話をしてから、食事づくりに移ります。

料理づくりでは、「こいのぼりクッキー」が大人気。ひとりずつ、自分の〝こいのぼり〟をつくって、オーブンの天板に並べます。太めのこいのぼりや細いものなど、さまざまなものができあがります。つくったクッキーの一部は家に持って帰りました。「こいのぼりクッキー」を囲んで、家族で端午の節句の話ができることを期待しています。たった1枚のクッキーにも、家庭へのメッセンジャーとしての大きな役割があるのです。

9・10月は企画から子どもたちで考える！

7月の七夕を終えたら、8月は夏休み。でも、9・10月のリーダーさん8名は、夏休みに集まって行事を決めたり、歴史を調べたりします。子どもたちがどのような発表をしたらよいかがわかるように、4月から7月までの4回、渡部さんは、それぞれの行事の歴史、意味、食べ物を、同じ形式のスライドを使って説明してきました。その成果もあって、調べ学習はワイワイガヤガヤ楽しくすすんでいきました。

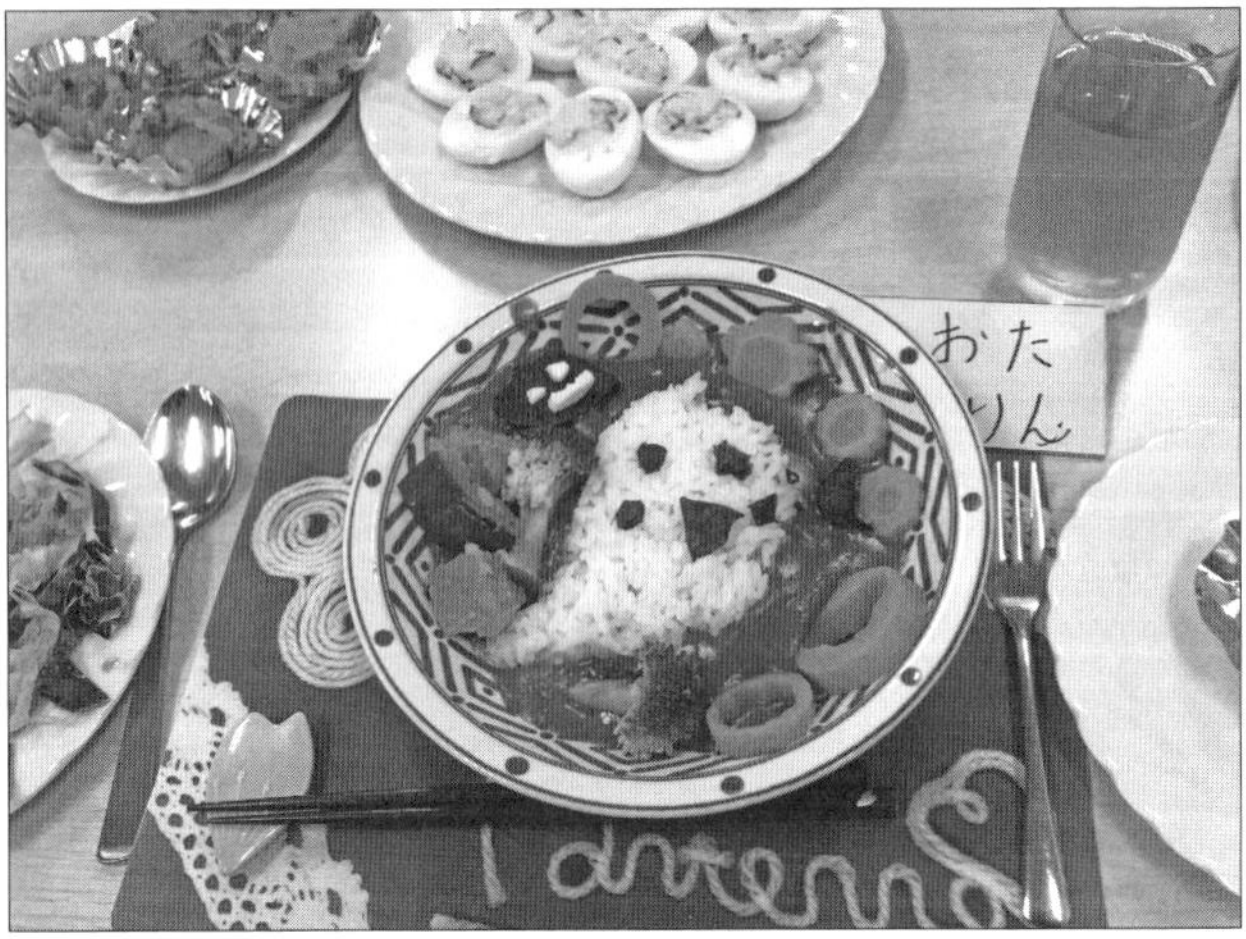

「お化けのカレーライス」。カレーの海で、ごはんのお化けが泳いでいます。

その結果、9月はお月見、10月はハロウィンとなり、料理も「月見だんご」「カボチャのタルト」とお菓子がすぐに決まりました。子どもたちは料理のレパートリーが少ないので、食事として整えるための料理選びでは、私や渡部さんがいろいろな料理を挙げ、子どもたちと一緒に決めていきます。

そして、9月は「サツマイモと枝豆のごはん」「鶏肉と野菜の煮物」「コロコロサラダの甘酢和え」「月見だんご」。10月のハロウィンは子どもたちからいろいろな提案があり、「お化けのカレーライス」「コルカノン（アイルランドの伝統的なハロウィン料理であるマッシュポテト）」「はんぺんのお化けサラダ」「カボチャのタルト」になりました。

地域の方を呼んで発表&会食

10月の「ハロウィンの食を楽しもう」には、料理選びにみられたように、子どもたちの季節の食を楽しみたいという思いがいっぱい詰まっていました。桜ヶ丘地域の方も4名ほど参加していただきました。年配の方々にとって、ハロウィンは年中行事ではないようで、子どもたちのスライドを使った発表を聞いて「よく調べたわね」「ハロウィンって、私たちの時代にはしなかったものね」と。

そして、料理ができあがり、みんなでハロウィンの食卓を囲んだときには、「お化けのカレーって、おもしろいアイディアね」「コルカノンって、はじめて食べました。今日はめずらしいものをいただいたわね」などのお年寄りの声に、子どもたちは少し恥ずかしそうにしながらも、満足げな表情でした。

ハロウィンは、もともとは秋の収穫を祝い、悪霊を追い払う宗教的な行事とのこと。日本ではハロウィンと言えば、特有の仮装が注目されがちですが、これらの背景や歴史に触れることで、ハロウィン本来の楽しみ方にも目を向けてくれたようです。

実践するときのポイント

❶行事の歴史や意味をわかりやすく説明

小学校2年生から6年生までの発達段階の異なる子どもが参加する活動では、行事の歴史的な背景や意味を、子どもたちにわかるように伝えるのは簡単ではありません。私たちは4年生くらいにわかるようにスライドをつくり、内容を考え、低学年、高学年にはそのつど、補足しながら説明するようにしています。

❷情報の確かさを判断する難しさ

伝統的な行事や食べ物についての言説は、諸説あるのが一般的で、どれが正しいかわからないことがたくさんあります。ですので、「多くの人が用いている」説をまずは選ぶとよいと思います。その場合にも、「いろいろな説があるのですが……」と断るとよいでしょう。

「さかな丸ごと食育」で復興を応援
―再生した魚市場で食育を行う

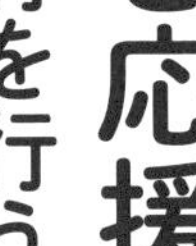

東日本大震災により、東北の沿岸地域は壊滅的な状況で、私たちが魚食育を行っている宮城県塩竈市魚市場も、建物すべてが流されてしまいました。その後、二〇一五年7月には魚市場の一部が再建され、これからは魚を売るだけではなく、消費者と直接関わる活動もしていきたいと、調理台7台を備えた「魚食普及スタジオ」ができました。

そこで、この「魚食普及スタジオ」を拠点とした「塩竈さかな丸ごと探検隊」の活動をお伝えします。

学習者：小学生

活動の場：地域

復興のシンボル　新しい魚市場で

魚市場の震災復興はただ震災前に戻すだけでなく、次世代の魚市場を見すえた新たな再生をめざしており、「魚食普及スタジオ」の試みもそのひとつです。塩竈の魚と言えばマグロが有名ですが、冷凍キンメダイの水揚げは日本一、揚げかまぼこづくりの伝統もあります。塩竈の子どもたちに、マグロだけじゃない塩竈の魚を知ってもらいたい、おいしく味わってもらいたいという塩竈市魚市場の方々の思いをもとに、二〇一六年秋からはじまったのが「塩竈さかな丸ごと探検隊」です。

活動名にある「さかな丸ごと探検」は、食育の実践研究を行っている仲間と共にすすめている食育活動のひとつです（P40、46、138、177）。近年〝魚離れ〟がすすむ中、次世代を担う子どもたちに、魚のおいしさを味わって魚のよさを知ってもらうことはもちろんですが、地球の資源である魚の生態や生産・流通から食卓までのフードシステムにも触れ、魚のことを〝丸ごと〟知ってもらいたいというものです。

真剣な子どもの姿が大人の背中を押す

第1回は冷凍キンメダイで干物づくりと、干物を使った料理づくりをしました。でも、いきなり料理づくりはしません。その前に、自分たちが食べる目の前のキンメダイがどこの海で育ち、どのようにしてここまで来たのかについて学びます。ここは魚市場の方々の出番、写真を使って、子どもたちにもわかるように言葉を選んで説明してくれます。「このキンメダイはね、塩竈の船が北太平洋まで行ってとってきたんだよ」「塩竈港は冷凍キンメダイの水揚げ日本一なんだけど、みんな知ってる？」。子どもたちは「へぇー、知らなーい！」「日本一、すげえ！」と驚いています。

そして、「塩竈にたくさんのキンメダイがあるのに、みんな知らないし、あまり食べないので、ほとんどが関東や関西に運ばれて、干物に加工されるんだよ。だから、塩竈の子どもたちにキンメダイのことを知ってもらいたくてね」と。子どもたちも真剣に聞い

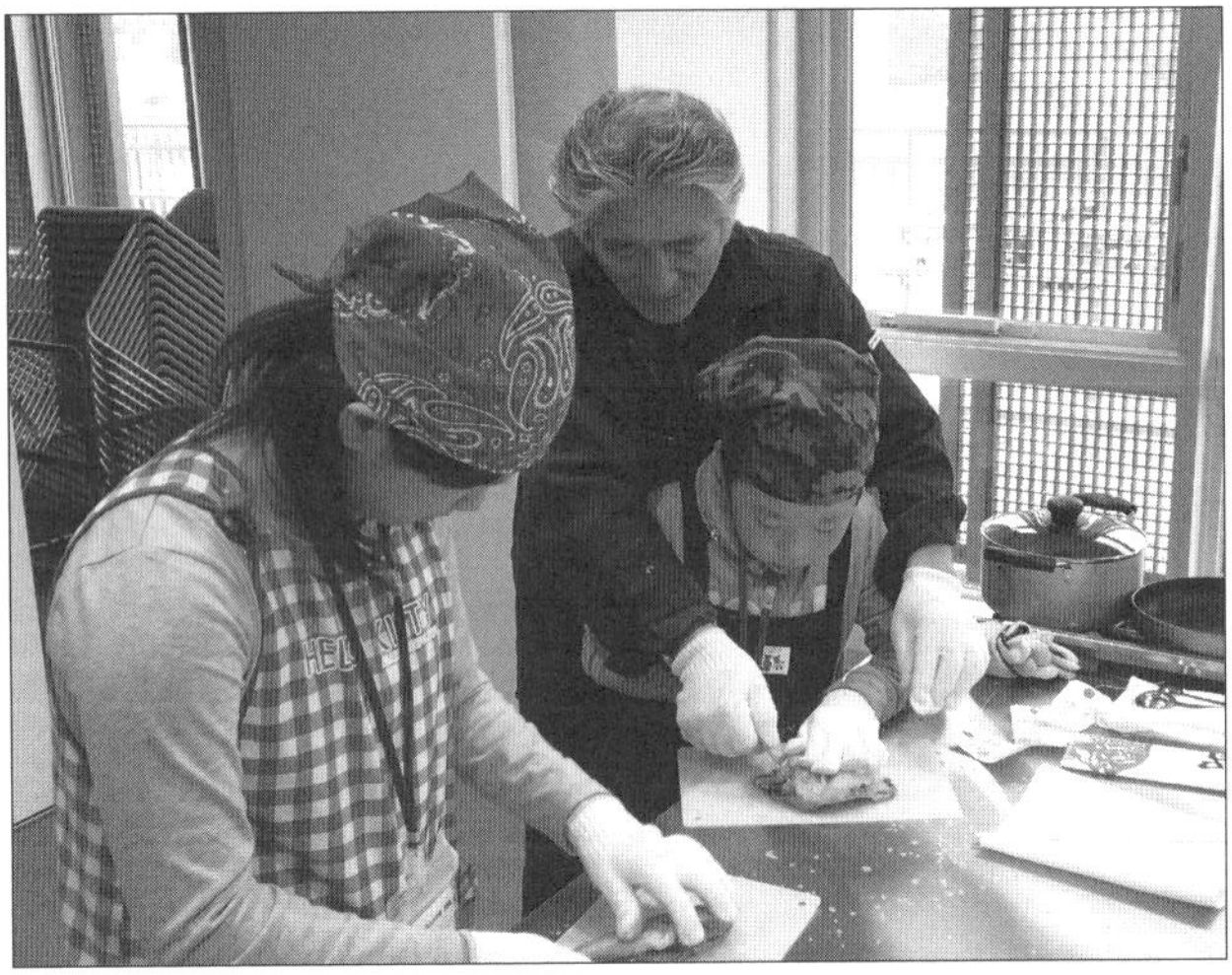

市場の方が手を取りながら、子どもたちに魚の開き方を教えてくれました。お互いにはじめての経験。「さかな丸ごと食育」は参加するみんながドキドキ、ワクワク！

ています。子どもだけでなく、子どもたちをサポートする学生や私も知らないことばかり。魚の栄養や料理は知っていても、魚を〝丸ごと〟は知らないことに気づかされます。

次に、いよいよ干物づくり。キンメダイを開いて、塩水に漬け、干します。1尾のキンメダイを腹開きにするのははじめての子どもたち。そこで、普段は魚市場でキンメダイの仲卸をしている方々が手を取って教えてくれます。子どもたちも「ワァ、キャー」と騒ぎながらも、一生懸命やっています。魚市場の方々も、慣れない子ども相手に戸惑いながらも、子どもの姿を見て、どこかうれしそう。子どもへの食育活動は、それに関わる大人の気持ちも揺さぶります。

魚のおいしさを身体と心で実感

次に前もってつくっておいた干物を使って料理づくり。干物を焼くのは、焼き網ではなく、フライパンにしました。子どもの調理体験では、調理操作に不慣れな子どもたちにもできることが重要です。ですので、おいしくできれば、通常の方法でなくてもよいのです。子どもが主役であることを忘れないで、柔軟に考えることが大切。

干物が香ばしく焼けてくると、いい匂いが子どもたちの食欲を刺激します。焼けた干物は「アッチッチ！」と大騒ぎしながら骨を除いて、炊き上がった白飯に混ぜます。がんばって細かく刻んだ生姜と香ばしい煎りゴマを加えればできあがり。「早く食べたーい！」という声があちこちから聞こえます。この干物ごはんは子どもだけでなく、見学の保護者の方々にも「こんな干物の使い方ははじめて、おいしい！」と大評判。「子どもからつくり方教えてもらわなきゃ」の声に、家庭で子どもたちが活躍する姿が目に浮かびました。

〝地域の宝〟を生産者から教わる

第2回はかまぼこ。大震災前までは宮城県はかまぼこ生産量が全国第1位。笹かまぼこが有名ですが、塩竈は伝統的に揚げかまぼこが名産です。私は宮城県で活動していることから、「さかな丸ごと食育」の教材として、宮

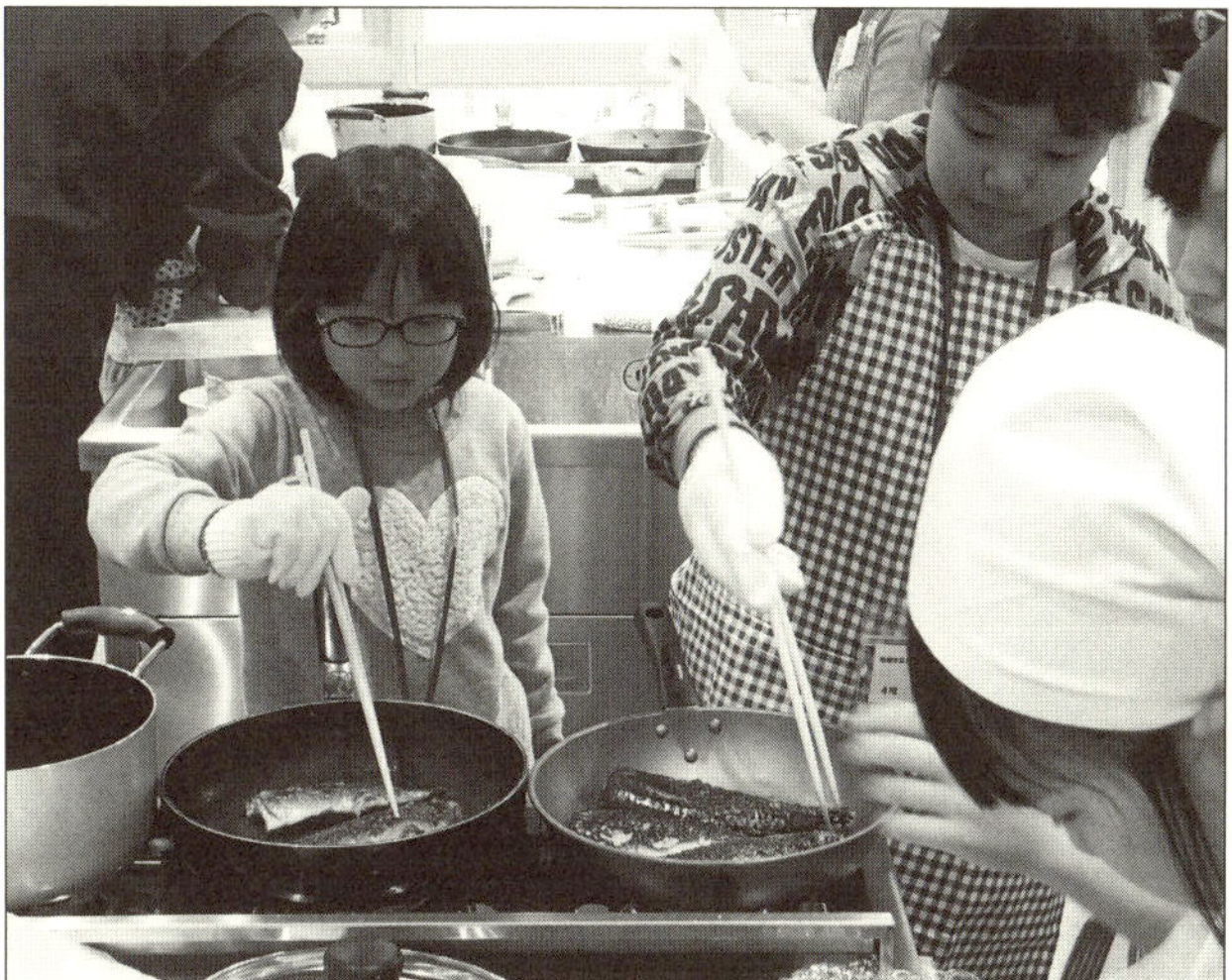

フライパンで干物を焼くのは、はじめての子どもたち。熱いし、焦げないように見ていないといけないし、真剣そのもの。

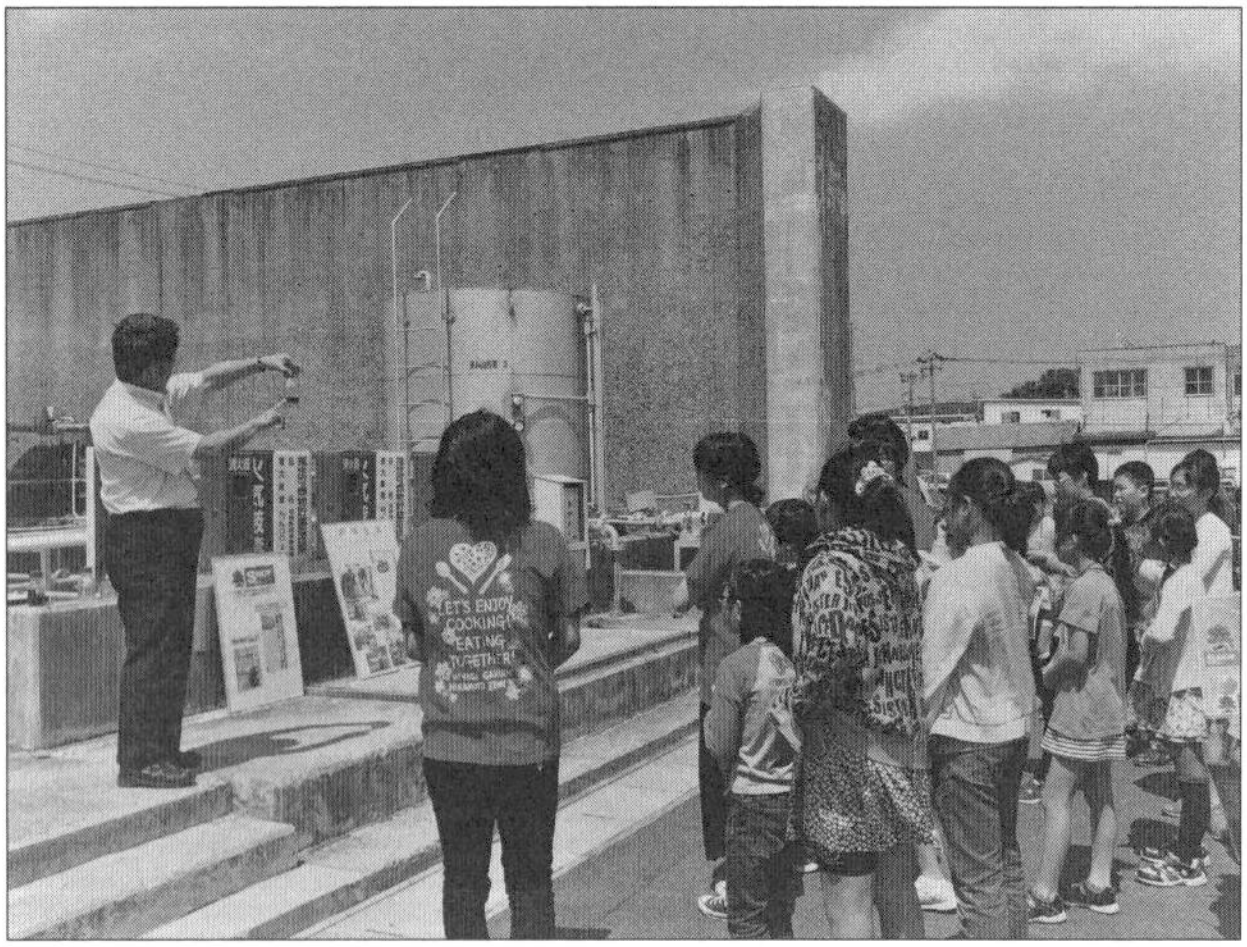

揚げかまぼこ製造後の廃油が再利用されるところを見学し、再利用した燃料を使った市内巡回バスに乗りました。

城県特有の魚種（銀ザケ、クジラ、かまぼこ）を取り上げたものをつくってきました（P177）。そこで、今回はかまぼこの製造についての説明は、製造業者の方にこの教材である「かまぼこ丸ごと探検ノート」を使ってしていただきました。この教材をつくるときにも、塩竈の製造業者の方々に協力していただいたのですが、それを使って一生懸命子どもたちにわかるように話をしていただいている姿に感激しました。

また、塩竈は、揚げかまぼこに使った廃油をバイオディーゼル燃料にして、市内バスを動かすという試みもしていることから、見学に行ってきました。バスの排気口の近くに行くと、「揚げかまぼこの臭いがする！」と子どもたちは大騒ぎでしたが、揚げかまぼこの廃油でバスが動いていることに驚き、「リサイクル」「循環」という言葉の意味を実感してくれたようでした。

揚げかまぼこづくりに挑戦！

そして、今回の料理づくりは、揚げかまぼこづくり。揚げ油の扱いに注意しながら、業者の方からいただいたすり身を手で丸めて、揚げ油へ。指いっぱいにすり身がついて、悪戦苦闘している子がいたり、揚げ油でやけどしないかハラハラしたりしながらも、何とかいろいろな形の揚げかまぼこができました。何と言っても、揚げたてのかまぼこのおいしさは格別。子どもたちが「おいしい！」と食べる姿を製造業者の方々がうれしそうに見ていました。

宮城県の水産業は、東日本大震災で大きな打撃を受けました。現在もまだ復興の途上にありますが、子どもや若者が魚に関心を持ってくれることは、前向きにがんばっている水産業の方々への大きな〝応援〟となっています。

実践するときのポイント

❶実践の場の特徴をいかす

「さかな丸ごと食育」では水産業のさまざまな機関や人と連携することになりますが、この実践は「魚市場」です。魚市場は漁獲から加工・流通などの多くの業種とつながりがあるので、その特徴をいかした活動ができるのが強み。また、この実践のように震災復興により環境整備がされたなど、実践の場が持っている特徴をいかすこともポイントです。

❷食育の背景や実践報告のあるものを活用する

「さかな丸ごと食育」は魚を食べることのよさを栄養面だけでなく、食環境面などから総合的に見た食生態学調査の結果に基づいており、教材やそれを用いた食育実践が全国ですすめられています。このように、科学的な根拠や先行報告があるテーマは、実践のために参考になるものが多いので、活用するとよいでしょう。

❸おいしい魚料理を子ども自身がつくる

魚より肉が好きだと言う子どもが増えています。しかし、おいしいと思える魚料理は食べますし、自分でつくれば、なおさらおいしく感じるのが子どものよいところです。ですから、教材となる料理を選ぶのもポイントのひとつ。子どもが楽しくつくることができて、かつおいしいと思える料理にしなければなりません。この実践の干物ごはんでは、フライパンで焼く、皮と骨を除いて身をほぐす、ごはんに混ぜるなど、子どもでもできることと、手を使った細かな作業などを織り交ぜています。そして、干物を焼いた香りが子どもたちの食欲を刺激しつつ、おいしく食べるゴールへとすすむようになっています。

「伝える」体験が引き出す力
―活動を地域の人々に報告する

学習者：小学生

活動の場：地域

前項では復興がすすむ宮城県塩竈市魚市場を拠点とした「塩竈さかな丸ごと探検隊」の活動をお話しました（P34）。ここでは、その続編をお伝えします。二〇一七年10月末に全面改築工事を終えた魚市場で落成記念のお祭りが開催され、子どもたちが「さかな丸ごと探検隊」で学んだことを地域の方々に伝えることになりました。

学んだことを伝えるという発信型の食育では、子どもたちの姿がダイナミックに変わっていきます。では、「伝える」体験は、どんな力を引き出してくれるのでしょうか。

お祭りに参加したい！

今まで、3回にわたって干物、かまぼこ、イワシと塩竈の魚について学んできた子どもたち。講座の終了日、魚市場の人が「今度、お祭りをするんだけど、出てくれる人いるかな」と声をかけると、なんと参加者の約8割、25名もの子どもたちが手を挙げてくれました。予想を超えた人数に、私たちスタッフもびっくり。たくさんの参加希望はうれしいのですが、25名もの子どもたちが自分で考えて動けるようにしなければなりません。さっそく、みんなで計画の練り直しをしました。

「自分ごと」になることが大切！

大切なのは、お祭りの準備段階で子どもたちが「自分たちでがんばって成功させよう！」という気持ちになることです。そこで、1週間前の週末に、子どもたちが集まり「準備会」を行うことにしました。まずは、子どもたちの希望を聞いて、25名を干物、かまぼこ、イワシの三つのグループにわけることにしました。希望を取ると人数調整が大変なように思いますが、「じゃあ、ぼくイワシに行ってもいいよ」など、子ども同士で上手に調整してくれます。

ではいよいよ、グループにわかれて準備です。まず、会場に貼る展示物の作成です。私たちは講座で用いた「さかな丸ごと探検ノート」の漁獲・加工・流通・食卓までの流れの図を拡大したものと、講座での写真を用意しました。あとは子どもたちのアイディアに任せます。最初は戸惑っていた子どもたちも、しばらくすると「思い出した！　この写真ここだよね」と写真を貼ったり、イラストを描いたり、教わったことをコメントで書き入れたりと夢中になり、子どもたちの熱気であふれました（カバー写真）。完成したら、みんなの前でリハーサル。このときは小さな声で恥ずかしそうに説明する子もいて、私たちもドキドキしながら見守りました。

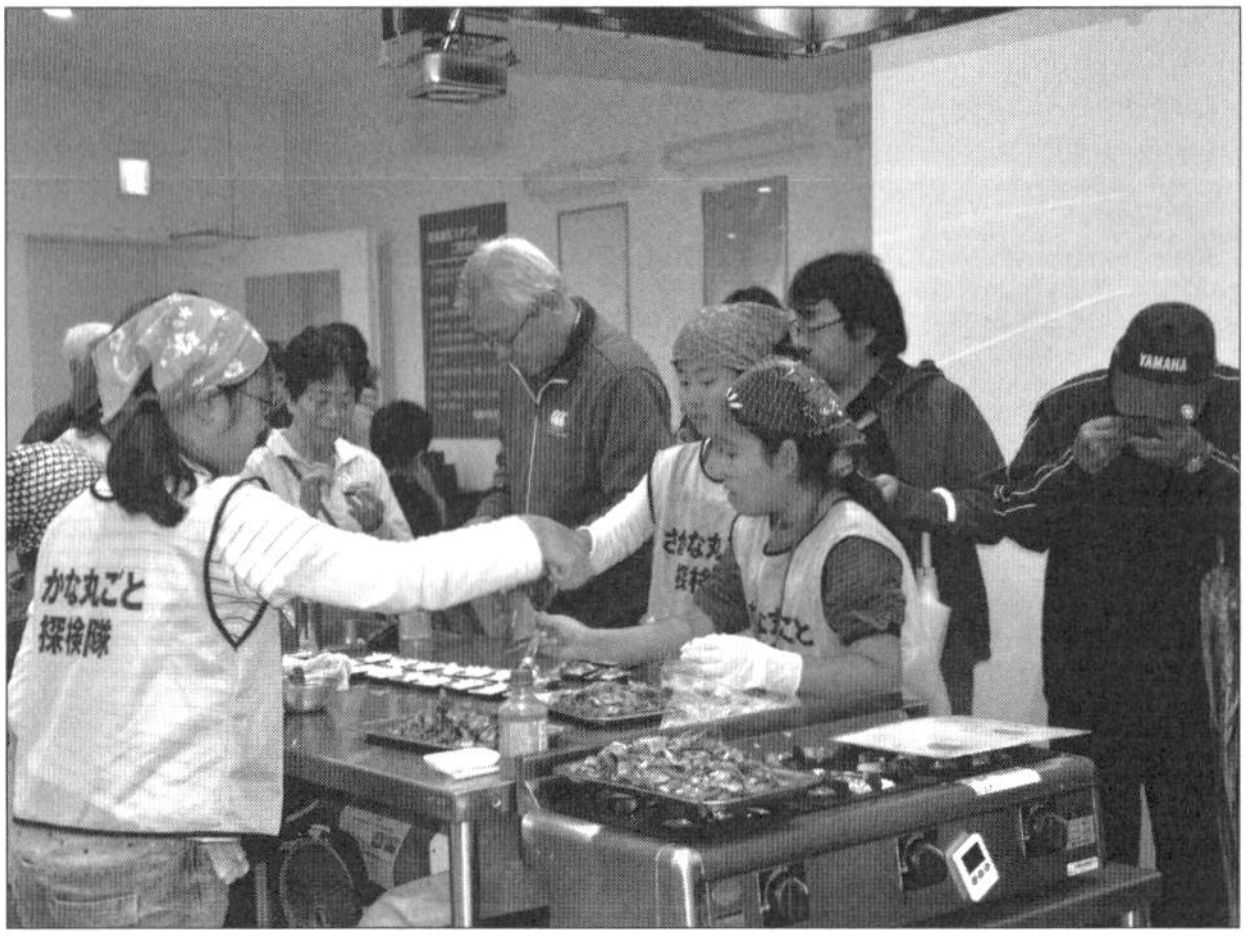

食べてくれた人が「おいしい！」と言ってくれるので、子どもたちからも、うれしそうな笑顔がこぼれます。

次に試食の準備です。料理は各グループが１００食ずつ提供します。そこで、調理室で実際に使う器具を確認した後、料理づくりの流れをチェックします。このとき、グループごとに1名の大学生サポーターが、子どもたちに自分で確認するように声がけします。

まわりの大人が準備してしまうことは簡単ですが、それでは子どもが実際にやることが見えません。子どもたちが〝自分のこと〟として受け止めることで、気持ちを高めていくことができるのです。自分で考え動けるようになるにはウォーミングアップが大切ですね。

本番で見せた子どもの秘めたるパワー

いよいよ当日。まずは10時スタートに向けて、試食料理づくり。グループごとに、「干物ごはん」「揚げかまぼこ」「イワシのかば焼き丼」をつくります。ごはんを炊き、干物を焼いてほぐしたり、大量の野沢菜や生姜を刻むのに格闘している子も。すり身を丸める子、油で揚げる子、試食皿に盛りつける子も。イワシを手開きして、フライパンで焼いてタレをからませ丼に。どの子も必死の顔でがんばっています。

来場者がどっと入って来てからがまた大変。でも子どもたちはあわてず試食料理を来場者に手渡したり、質問に答えたり、やり取りの中で子どもたちの秘めたるパワーが引き出されていきます。「すごいねえ、これみんながつくったの？」「おいしいわね。つくり方教えて」「イワシの手開きなんて、大人もできる人少ないのに、びっくりだね」。地域の方々の声に、何ともうれし恥ずかしそうな子どもたちの表情が忘れられません。

試食の次は、展示物の前で活動の発表です。「塩竈は揚げかまぼこの工場がたくさんあり、そこで使った廃油はバスの燃料に使われているんですよ」など、予行練習とは打って変わって大きな声で堂々と説明しています。その姿に魚市場の方々も「子どもってすごいねえ、やる場があったらやれるんだねえ」と感動。

子どもたちが学んだことを人に伝える体験

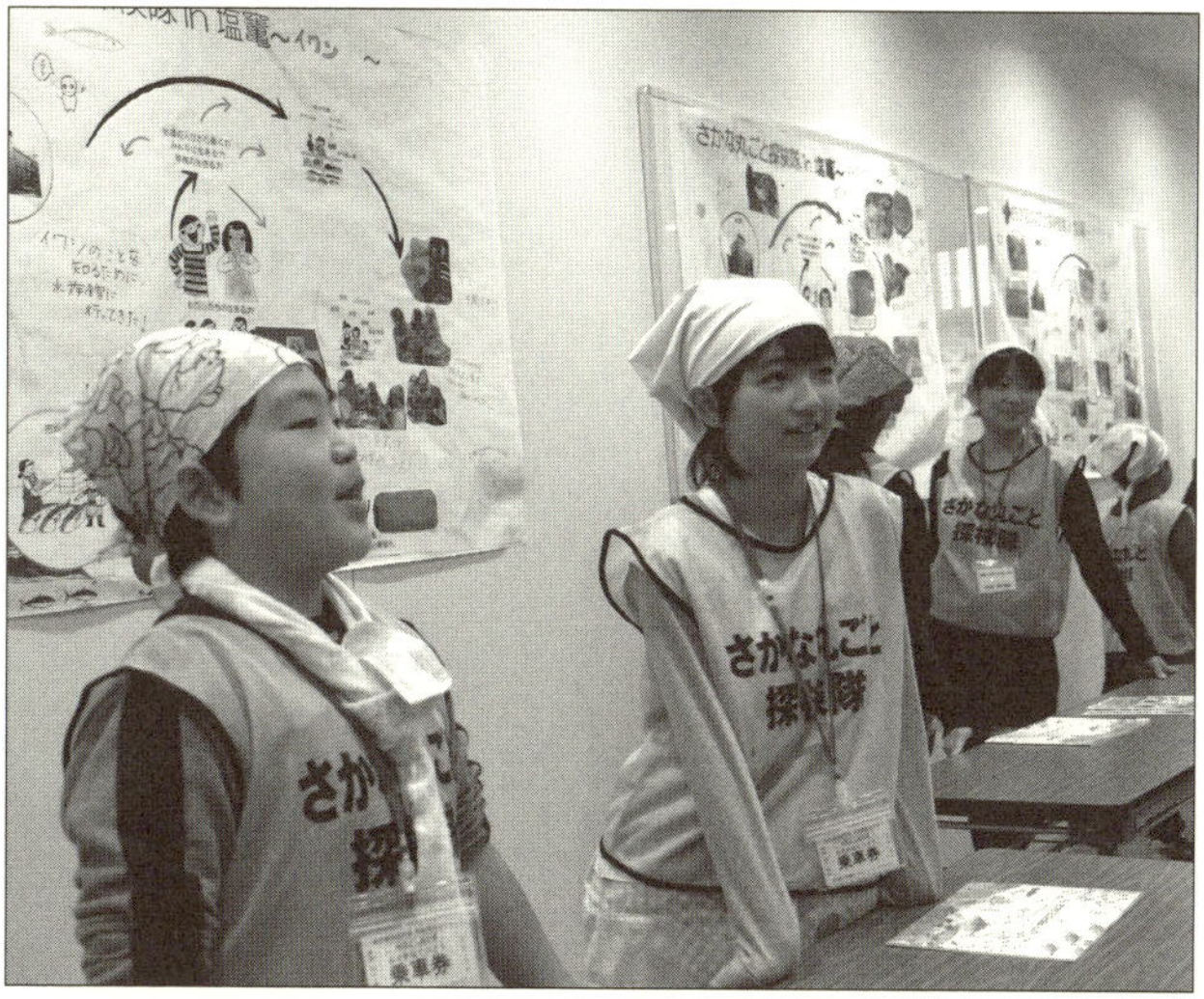

練習のときとは見違えるほど変わって、自信にあふれた表情で説明している姿に、こちらがびっくり！

は、学びを深くすることにつながると考えています。人に伝えるためには、内容の理解と共に表現の仕方などを考える必要があるからです。近年、注目されているアクティブラーニングにも共通することです。それにしても、私たちの予想をはるかに超えて、子どもたちがダイナミックに変わっていく姿には驚かされました。

「伝える」ことで培われる力

子どもたちは、これらの「伝える」体験をどのように感じたのでしょうか。実施後のアンケート結果を見ると、地域の方に活動を説明することが「とてもむずかしかった」8％、「むずかしかった」44％と半数が難しかったとしていました。また、活動を説明することが「とてもできた」44％、「できた」24％と、3分の2程度でした。しかし、地域の方に活動を説明することが、「とてもやりがいがあった」28％、「やりがいがあった」64％と、約9割がやりがいを感じたと答えていました。このことから、難しいと思う課題であってもがんばってやってみたことは、子どもたちにとって「やりがい」になるということです。そこには、子どもたちの説明を興味深く聞いてくれた地域の方々の存在が大きいことは言うまでもありません。

また、ポスターをつくったり、活動を説明したことで、新しく気づいたことが「あった」44％、「少しあった」32％と多くの子どもが答えています。説明のためのメモをつくってきた子や地域の方からの質問（かまぼこ見学の場所）を受けて調べ直したりする子の姿など、人に伝えることが、子どもたちの学びを深めることにつながったと考えられました。

一方、試食の料理づくりや提供することは、「むずかしくなかった」60％、「あまりむずかしくなかった」24％と、ほとんどの子どもが難しくなかったと答えていました。実際につくったことがある料理だったこと、事前に担当を決め、つくり方をしっかり確認しておいたことがよかったのだと思います。また、料理を提供して食べてもらったことを、9割以上の子どもが「やりがいがあった」と答えていました。やはり、地域の方々の「おいしかった！」のひとことは大きいですね。

実践するときのポイント

❶参加することは子ども自身が決める

時々、親の「参加した方がいい」との声で参加する子がみられます。自分の意思で参加することが主体性の一歩なので「自分で決めていいんだよ」と声がけします。

❷「自分ごと」にする

言葉による説明だけでは、子どもが「自分ごと」にするのは難しいようです。体験（準備）する中で「自分がやらなければ」という気持ちがわいてくるのがよいと思います。とすれば、それにふさわしい「体験」、すなわち簡単すぎても難しすぎても、気持ちが高まりません。目の前の子どもたちにとって、何が程よいのかを考えることがポイントです。

❸まわりの人からの評価をもらえる場を設ける

がんばってやったことを、まわりの人から褒めてもらうとうれしいものです。子どもたちの「大変だったけど、褒めてもらってうれしかった」という声にみられるように、伝えた人から評価してもらう場を設けることが重要です。

❹子どもを信頼する

この事例でも、リハーサルのときにはうまく発表することができなかった子どもたちが、本番では堂々とできることがあります。実際に聞いてくれる人がいて、その人たちとのやり取りの中で子どもが育っていきます。「この子たちなら大丈夫」と信頼してあげると、なぜかそのことが子どもたちに伝わります。

銀ザケは山で育つ？ 海で育つ？

—魚をとおして地域を再発見

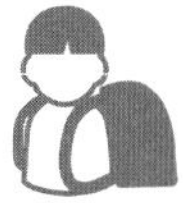

学習者：小学生

活動の場：小学校

「さかな丸ごと食育」については、いくつかの実践を報告しました（P34、40）。今回は、地域展開版教材の「銀ザケ丸ごと探検ノート」を活用した、小学校での授業実践を報告します。銀ザケの養殖は宮城県が日本の9割を占め、〝宮城の魚〟の代表です。この実践は、銀ザケが山（蔵王）と海（三陸）の2か所で育てられることのおもしろさに着目し、稚魚養殖が行われている蔵王町の小学校で行ったものです。

授業の導入は、丸ごとの銀ザケに触ること！

授業をさせていただいたのは、蔵王町立遠刈田小学校5年生（15名）。給食で銀ザケのホワイトソース焼きを食べたばかりの5時間目でした。私のあいさつに続いて、「給食の銀ザケ、どうだった？」と聞くと、「おいしかった！」「ジューシー！」などの発言があり、一気に場が盛り上がりました。実際に食べた体験の効果は抜群です。そして、「実は、全国の養殖銀ザケのうち、9割が宮城県で生産されているんだよ。すごいね。知ってた？」」と聞くと、「さっき、校内放送で言ってた！」とすぐさま返答が。なかなか、よいスタートです。

「『銀ザケ丸ごと探検ノート（以下、「探検ノート」）』を見てください。でも開いちゃだめだよ。これからクイズをするからね。まず、ノートに自分の名前と日付を書くだけね」と促します。今回「探検ノート」は、学習したことを授業後に振り返ったり、さらに調べたり（探検したり）するために活用することにしました。

そして、おもむろに、2キログラムはある銀ザケ1尾を取り出して、「給食で食べた銀ザケの実物を見せるね」と子どもたちの前に持っていくと、「わあー、デカい！」「すごい！」という歓声が。「近くに来て触っていいよ」と言うと、恐る恐るなでる子や口を開けてのぞく子など、子どもたちは興味津々。やはり、実物の大きな銀ザケは、相当なインパクトがあり、授業の導入にはぴったりの教材でした。

クイズ形式で、銀ザケが山と海の両方で育つことに気づく

いよいよ、クイズで授業の核心へ。「これで2キログラムくらいだけど、これくらいになるまでに、どれくらいかかると思う？」「3択クイズね、1番・半年、2番・1年半、3番・3年」と聞くと、子どもたちはまわりの子と相談をはじめます。迷いに迷って、手を挙げた子どもたち。正解は2番の1年半。15名中10名が正解でした。

2問目、「では、銀ザケはどこで育つでしょう？　1番・海、2番・山、3番・海と山の両方」。この質問は蔵王の子には愚問だったかもしれません。ほとんどが3番に手を挙

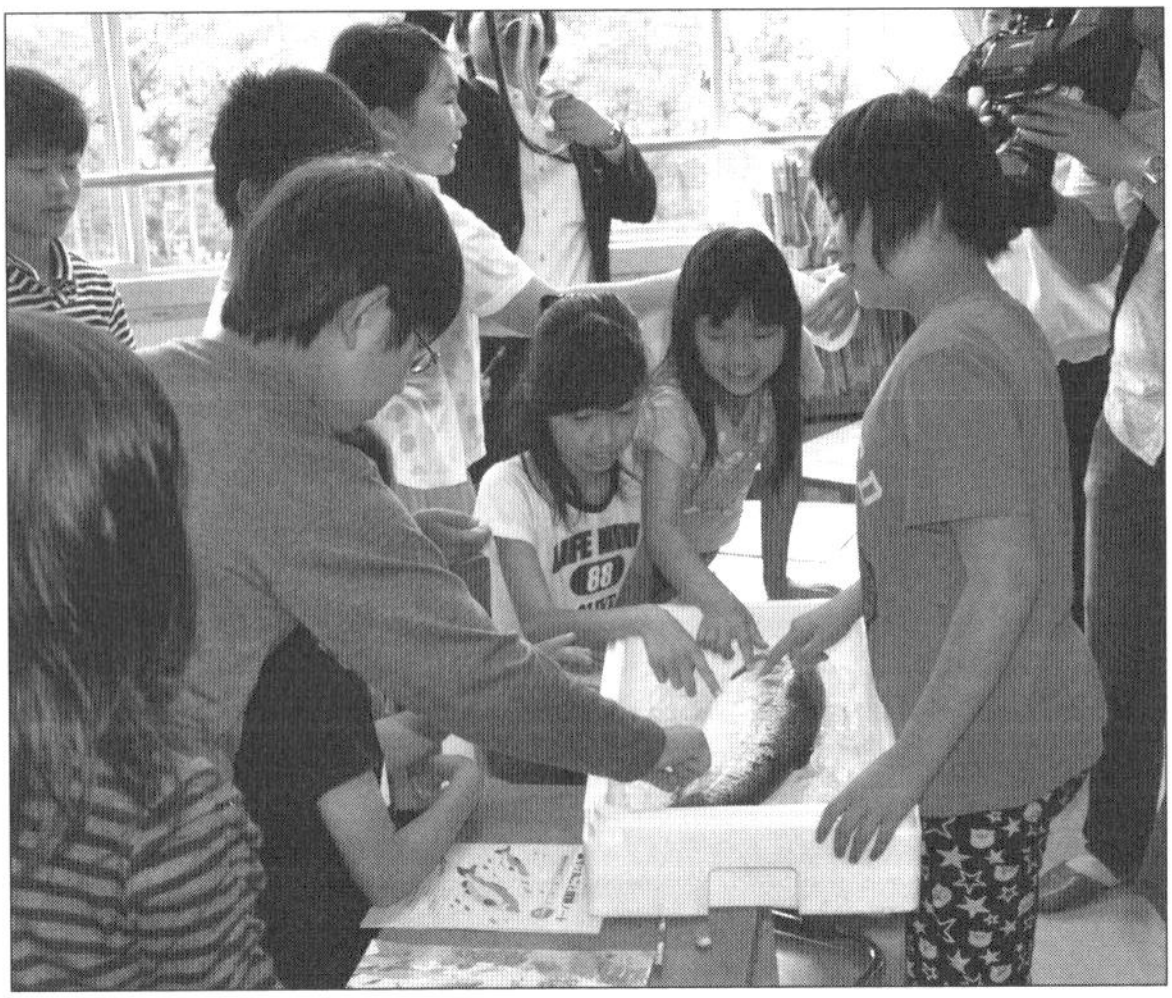

1尾の銀ザケに触る子どもたち。こんな大きな魚を近くで見るのもはじめて。銀色に光るウロコを見て「ウロコがいっぱい！銀色だから銀ザケなんだ！」と歓声が上がりました。

げています。ここで、もうひとりのゲストティーチャー・堺さんが登場。堺さんが「正解は、3番。海と山の両方で育ちます」と言うと、堺さんの顔を知っている子もいて、ニヤニヤしています。

3問目、「これはちょっと難しいよ。山と海で育つのは、それぞれどれくらいの割合だと思う？　1番・山が半年、海が1年、2番・山と海で半分ずつ、3番・山が1年、海が半年」。2問目では自信満々だった子どもたちも、ひそひそとまわりの子と相談しています。1番に10名、2番ゼロ、3番に4名の手が挙がりました。再び、堺さんが「銀ザケの卵は11月に産まれます。そして、11月にトラックに乗って、海に運ばれます。……ということは？」。「3番だ。山で1年だ！」と子どもたち。銀ザケは沿岸部（海）での養殖がニュースで流されるのですが、実は、山で育つ方が長かったのです。この問いの正解者は4名。多くの子どもたちが、そんなに長く山（蔵王）で育てられているとは思っていなかったのです。そして、「だから、銀ザケは、宮城の魚で有名だけど、蔵王の魚でもあるんだね」と言うと、「そうだったんだ」と納得した表情の子どもたちが印象的でした。

蔵王で育つ稚魚を地元の人から学ぶ

続いて、堺さんが「今、うちのいけすにいる銀ザケの稚魚を持ってきました。稚魚がどんな感じか見てください」。堺さんがビニール袋に入っている銀ザケを水槽に入れると、子どもたちは、「おお！」「かわいい！」と大歓声。「これが7～10グラムくらいです。11月に海に行くときに、どんな感じになるか、それも持ってきてみました」「わあ！」「デカい！」さらなる大歓声。「でも、これでも、銀ザケとしてはまだ赤ちゃん、稚魚です」。

次に、堺さんが見せてくれたのは、卵から魚の形になる１２０日目までの標本。20日経つと卵は白っぽくなり、40日目に黒い眼ができます。55日目くらいから、どんどん大きくなって、１２０日経つと魚の形になるそうです。その他、いけすにゴミが入らないようにする工夫や、稚魚に酸素を与えることなど、山の自然の恵みで育てる苦労や喜びを話してくださいました。子どもたちは近所に住んでいる堺さんのいけすを、思い浮かべながら聞いているようでした。このように、地元の養殖業の方と一緒に授業を行うことにより、銀ザケが育つまでの学習が〝本物〟で臨場感あるものになり、子どもたちに強く印象づけられました。

子どもからの質問には、漁協の方の出番

銀ザケは宮城県が推進している魚なので、ＤＶＤなどの資料があります。授業ではそれらの資料教材も活用しています。銀ザケの卵から養殖し、市場や小売店を経て、家庭

●授業の流れ

	主な学習活動	支援・指導上の留意点	準備物
導入 （5 分）	**1. 本時の学習内容に期待を持つ** 丸ごとの銀ザケを見る、触る。	・授業者が自己紹介し、本時の学習に興味を持ってもらう。 「サケ好き？」「食べたことある？」 「銀ザケって知ってる？」 そっと箱から銀ザケを出して児童に見せる。	 銀ザケ 1 尾 （宮城県漁協）
展開 （30 分）	**2. 銀ザケが宮城県の代表的な魚であることを知る** 探検ノートに名前と日付を入れる。 **3. <u>銀ザケは山と海で育つことを知る</u>** 互いに意見を言い合う。 クイズに答える。 互いに意見を言い合う。 クイズに答える。 互いに意見を言い合う。 クイズに答える。 ・実際に稚魚を見る。 ・山で育てるのに、気をつけていること、苦労などを知る。 ・山と海で育つ流れ全体を、DVD で再確認する（5 分）。	・銀ザケ養殖が宮城県で始まり、現在も日本の９割を占めることを伝える。 ・今日は、銀ザケを探検するので、探検ノートに名前と探検を始める日付を記入するように伝える。 **クイズ 1**（探検ノートは閉じる） ・銀ザケはこの大きさ育つまでどれくらいかかるか？ ① 半年 ②1 年半 ③3 年 正解（②1 年半）を伝える。 **クイズ 2** ・銀ザケはどこで育てているか？ ① 海 ②山（川）③海と山 ・<u>堺さん登場。</u>正解（③海と山）を発表。 **クイズ 3** ・山と海で育てる期間の割合は？ ② 山で半年・海 1 年 ②山と海が半々 ③ 山で 1 年・海半年 堺さんから正解（③山 1 年・海半年） ・堺さんに卵や稚魚を見せてもらう。また、魚養殖で気をつけていることや苦労などを話してもらい、自分の地域が銀ザケ養殖に深く関わっていることに気づいてもらう。	宮城の魚 銀ザケ丸ごと探検ノート 銀ザケ 1 尾 発問・選択肢カード 正解に〇つける。 発問・選択肢カード 正解に〇つける。 発問・選択肢カード 正解に〇つける。 卵は写真 6 か月、1 年の銀ザケ DVD（みやぎ銀ざけ振興協議会）
まとめと発展 （10 分）	**4. 山と海で育てられた銀ザケが市場、小売店などを経て、自分たちの食卓に届くことを確認する**	・給食で銀ザケを食べること、自分たちが銀ザケ（食物）を食べるまでにはいろいろな人が関わっていることを再確認する。	銀ザケ丸ごと探検ノート（p2〜3）

に届くまでをコンパクトにまとめてあるDVD（5分間）を、本授業の振り返りとして見ることにしました。その後は、子どもたちからの質問タイム。「銀ザケはどこまで大きくなるの？」「なぜ銀ザケの卵は赤いの？」「銀ザケが育つのにちょうどいい水温は？」

次々に出てくる質問には、宮城県漁業協同組合の奥田さんがていねいに答えてくれます。「さかな丸ごと食育」では、子どもたちの質問も、さまざまな分野に及び、食や栄養が専門の私では、答えられないことがたくさんあります。多分野での連携が、子どもたちの学びを深めるのに役立っています。

銀ザケの授業は、魚についての学習であると共に、子どもが、自分たちが住んでいる地域のよさを再発見する学習にしたいと考えています。授業後に、「銀ザケは蔵王の自慢！」「銀ザケに蔵王町が役立っていた」「銀ザケの稚魚を育てるのには、山のきれいな水がないといけないので、山の自然がよくないといけない」などの感想が聞かれました。子どもたちが銀ザケをとおして、自分の地元を見直してくれたことが伝わってきました。

実践するときのポイント

❶蔵王町と漁業関係者の連携

蔵王町の小学校５校、中学校３校の児童生徒約1000名の給食は、町の学校給食センターでつくっています。この実践では、蔵王町教育委員会が各小学校での授業実践の調整役で、学校給食センターにつないで、銀ザケ料理を給食で食べられるようにしてくださいました。また銀ザケは、宮城県漁業協同組合の協力のもとに、切り身にして提供していただきました。県漁協からは授業にも来ていただき、子どもたちの質問に答えてくださいました。さらに、稚魚養殖業の堺さんは、私が以前から連携していた南三陸志津川漁業協同組合の方から紹介していただくなど、それぞれの機関や人のつながりによって、この実践が実現しました。このように「さかな丸ごと食育」では、生産から食卓までを扱うことから、さまざまな方々との連携協力が重要です。

❷異業種連携は、まずやってみること！

はじめて出会った方々との連携は、気苦労や大変なこともありますが、一生懸命やっていると賛同してくれるなど、協力してくれる人はどこにもいるものです。心配しないで、考えすぎないで、まずはやってみることです。

外国産の食材でも、郷土料理？
——郷土料理とは何かを問い直す

宮城県の郷土料理「はっと」を題材に、その材料の小麦粉が外国産に大きく依存していることをとおして、現代における郷土料理とは何かについて考える授業を試みました。

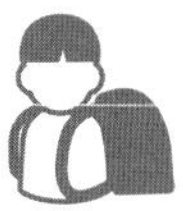

学習者：小学生
活動の場：小学校

現代の郷土料理の矛盾に向き合う

学校や地域で行われる授業や講座で郷土料理が取り上げられる場合、その多くが郷土料理のよさを知る内容です。郷土料理が、その地域特有の食文化として継承されていくことは大切です。しかし、食環境が大きく変化し、日本の食料の6割が輸入に頼っている現実を前に、ただ伝統のよさのみを伝えることでは、伝統的な食文化を継続させていくことにつながらないのではないか、という思いがありました。

この授業は4、5時間目の「はっと」をつくって食べる前半部分と、6時間目の小麦粉の自給率から「はっと」を郷土料理と言ってよいかについて考える後半部分の、大きくふたつからなります。前半の「はっと」づくりでは、郷土料理の「はっと」が地元の食材を用いてつくられることを単なる知識としてではなく、「はっと」を楽しくつくり、おいしく食べる体験をとおして、郷土料理のよさを実感します。次いで、後半では「はっと」の材料である小麦粉が、ほとんど外国産であることを知り、多くの人々が外国産の食材を用いて郷土料理をつくっているという矛盾に出会います。そして、外国産の食材を用いているものを郷土料理と言ってよいのかどうか、について考えます。

授業の導入は、子どもたちが食べて知っている「はっと」で

授業は「はっと（小麦粉に水を加えてこね、手で伸ばしたもの）」の本場である宮城県北の登米《とめ》地域の小学校2校で行いました。どちらも学年は6年生でしたが、教科は家庭科と社会科でした。生産から食卓までの食育は教科横断的な学習になりますね。

まず、4時間目に導入として、「はっと」の種類や語源について確認しました。「はっと」にどんな種類があるのかを聞き、子どもたちの知っている「はっと」を出してもらいました。すると、「はっと」の材料として、「納豆」「しょう油（汁のこと）」「カボチャ」「牛モツ」「小豆」と次々出てきます。一方、地元であっても、「はっと」が身近な子どもと、そうではない子どもがいることがわかりました。

食べたことがある経験から、「はっと」に関心を持ってくれたところで、語源にも目を向けます。「はっと」って、ちょっと変わった名称ですものね。伝統料理の語源は諸説あるので、一般的で代表的なものをいくつか挙げたところ、農民が食べすぎるのを防止する「ご法度」説には、子どもたちが時代劇をイメージして盛り上がりました。また、地

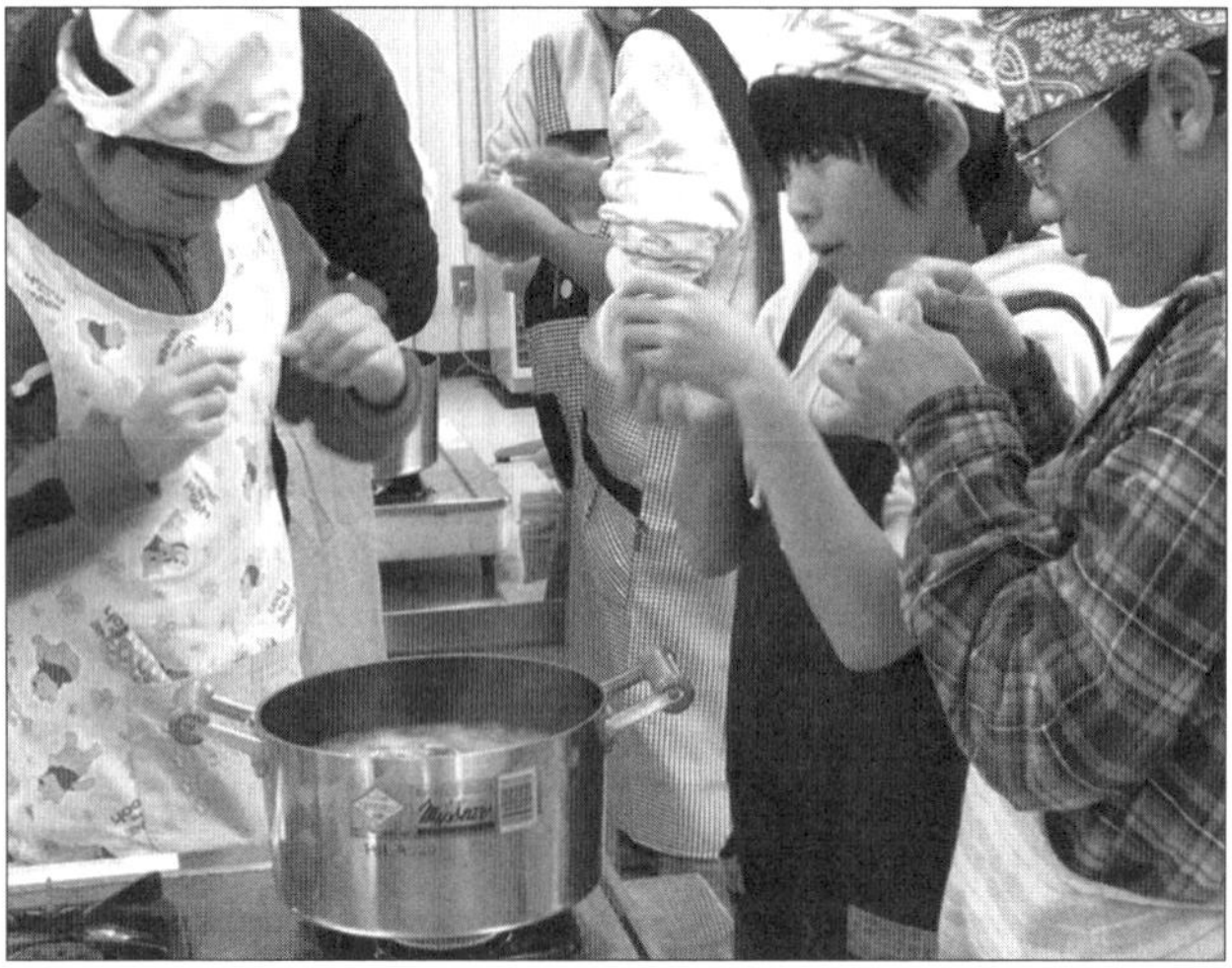
「はっと」の種を薄く伸ばしている子どもたち。どの子も一生懸命に取り組んでいます。

域で作成しているパンフレットを見せて、「はっと」が自分たち登米地方の大切な郷土料理であることを確認しました。

そして、いよいよ「はっと」づくり。グループにわかれて、今日は登米産の小麦粉に水を入れてこねます。家でやったことがある子が得意げにこねる姿など、みんな楽しそうです。やはり、調理実習はみんな大好きですね。その後、子どもたちは給食のため小休止。この時間を利用して、「はっと」の種をねかせます。

「汁はっと」づくりは、気持ちもあたためる

昼食後の5時間目には、ねかした種で「汁はっと」をつくり、みんなで食べます。そのために、事前に、汁の具（ゴボウ、ニンジン、豚肉、ネギ、キノコ、油麹などすべて地元産）は切って、だしで煮ておきました。子どもたちが、ねかした種を指先で薄く伸ばして、汁に入れます。人によりいろいろな形ができ、大盛り上がり。どうしたら、うまく薄く伸ばせるか、コツの伝達があちこちで見られました。家で手伝ったことがある子がスターになります。調理実習は、子どもたちが知恵を出し合う場になるのでおもしろい、と実感するひとときです。グループごとに味つけをし、みんなで食べると、給食を食べたばかりなの

に、「おいしい！」「おかわりいい？」という声があちこちから。グループごとの楽しい味自慢大会になっていました。

食べ終えたら、郷土料理とはその土地でとれた食材を使って、昔からつくられているものをさすこと、「はっと」は登米地方の大切な郷土料理であることを再確認しました。

外国産の材料でも、郷土料理と言っていいの？

6時間目、いよいよ核心に入ります。最初に「はっと」の材料である小麦粉について、「見てほしいグラフがあります」と言って、4枚のスライドを見せました。**スライド①**「これは小麦粉の生産量と消費量の変化です。小麦粉の消費量が増えていますね。なぜ？」と聞くと、「パン」と言う声があがりました。また、「消費量が増えているのに、生産量が少ないので、どうしているの？」との問いにも、すかさず「輸入」という声が出ました。

次いで、**スライド②**小麦の自給率の変化も、「自給

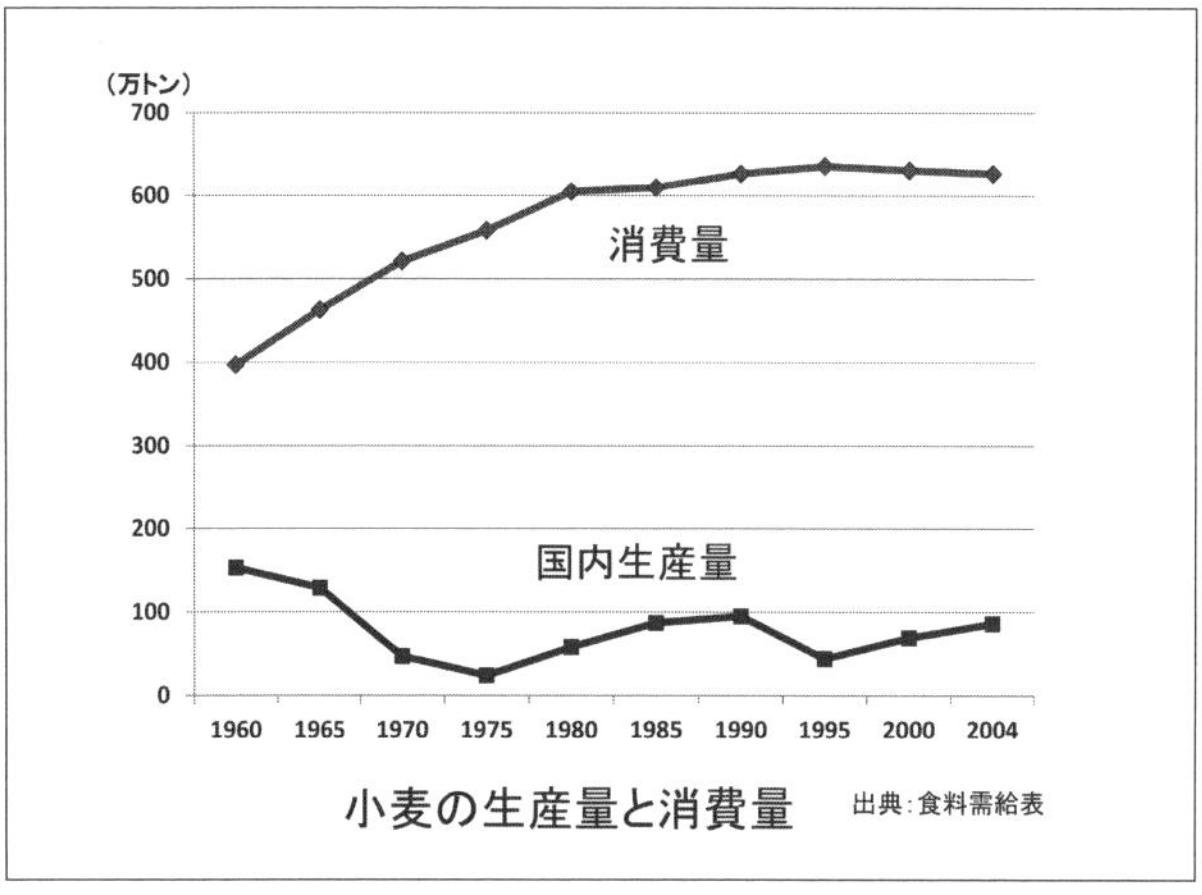

スライド①

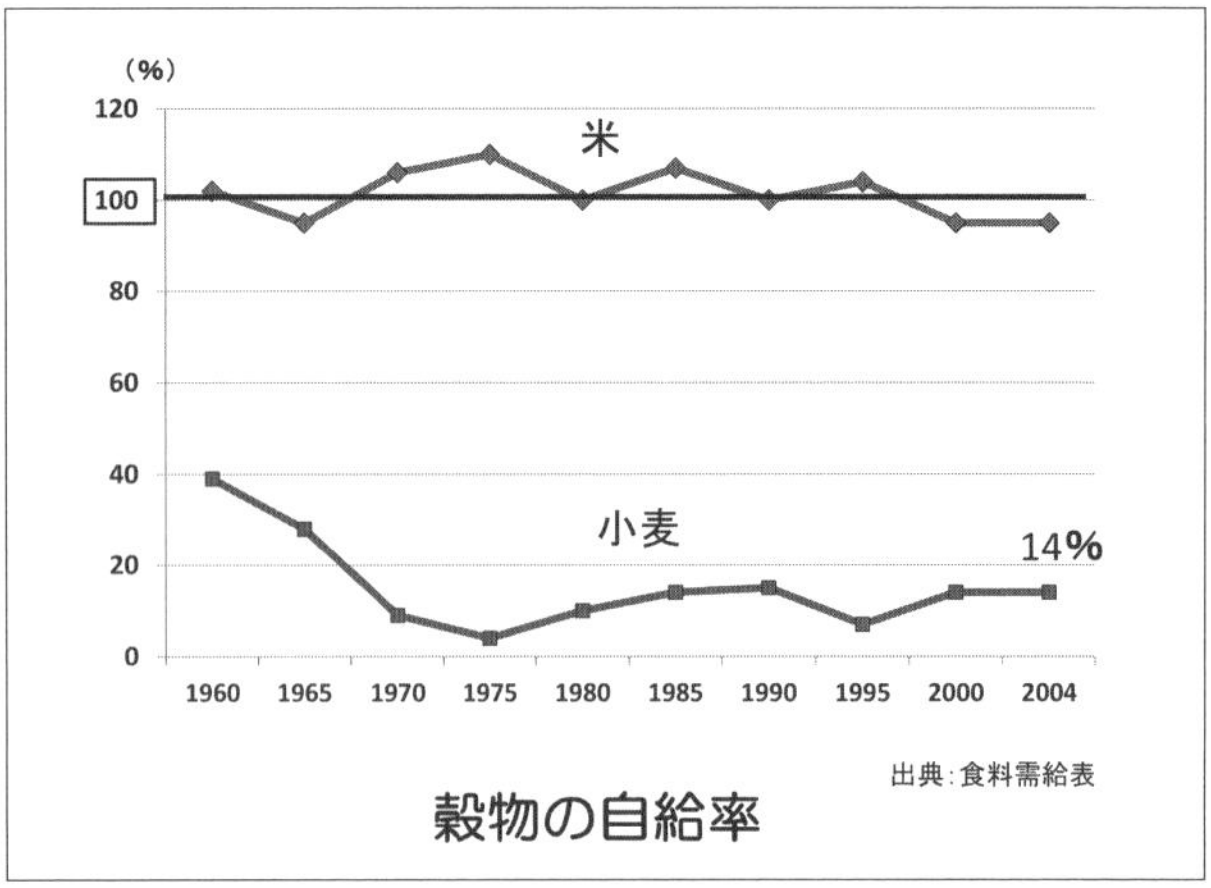

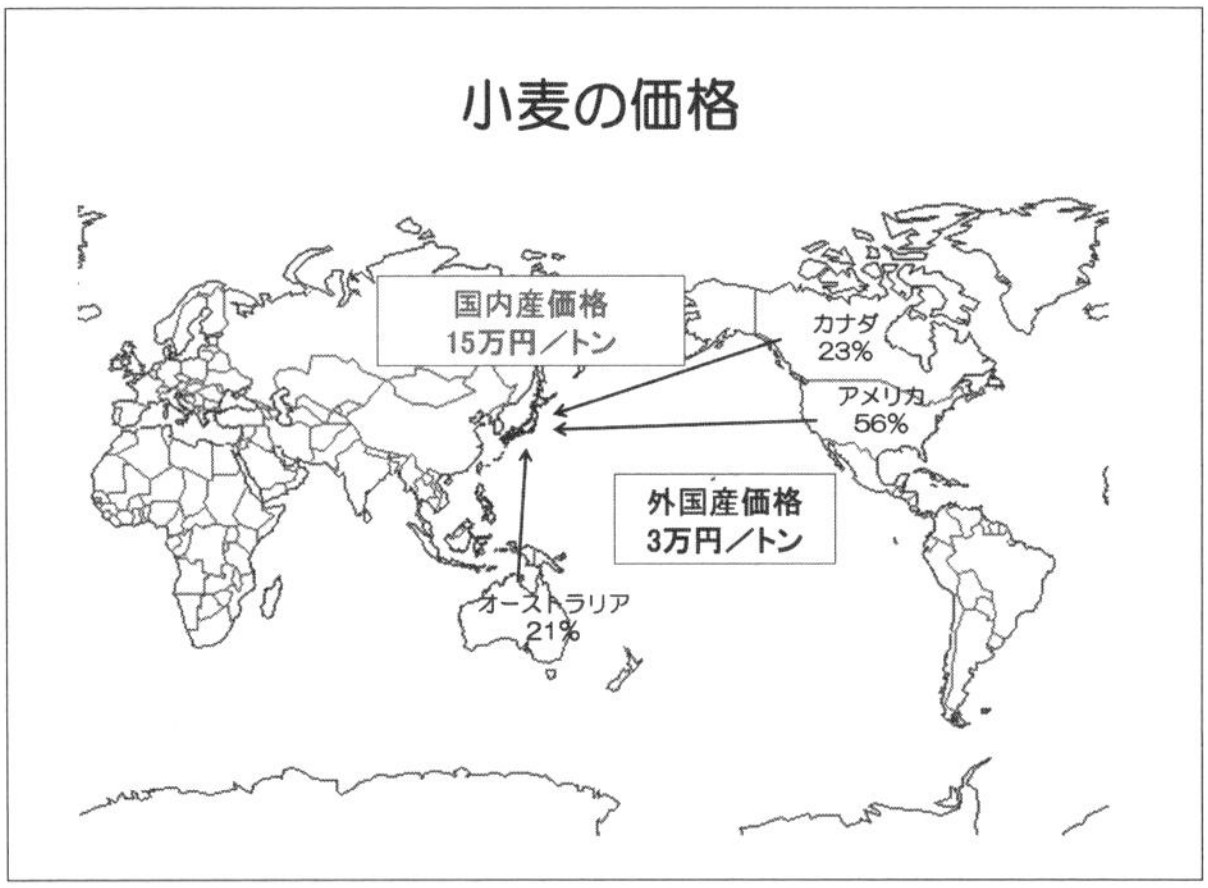

スライド②(上)と
スライド③(下)

率は習った。知ってる！」との声。ただ小麦の自給率が14%しかないことには皆びっくり。**スライド③**小麦の輸入先と価格についても、外国産が日本産よりもかなり安いことに驚く子がたくさんいました。

　最後の**スライド④**江戸時代にはじまった「はっと」づくりは現在も続いていますが、材料の小麦粉は、ほとんどが外国産のものになっている現実をデータで確認します。「日本は小麦粉のほとんどを輸入しています。ですから、多くの人々は外国の小麦粉を使って『はっと』をつくっています。では、外国産の小麦粉でつくったものも郷土料理と言っていいですか？」と聞くと、今まで静かだった教室がざわつきました。困ったような表情をしている子がいます。隣の子と相談している子もいます。

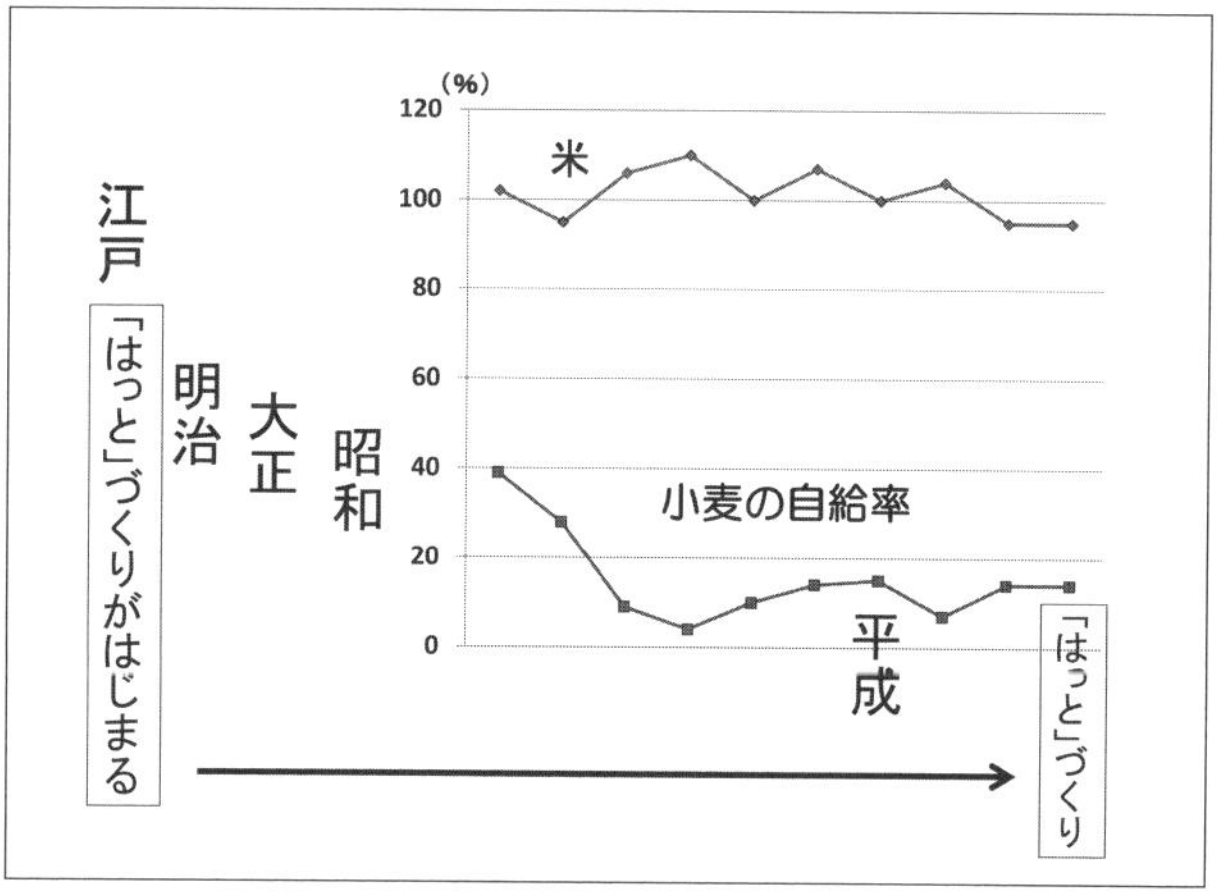

スライド④

意見が分かれ、とまどう子どもたち

「郷土料理と言っていいと思う人は手を挙げてください」と言うと、誰も手を挙げません。迷っているような顔も見えるのですが、手は挙がりませんでした。そこで、「へぇー、全員がそうですか？　では、給食で郷土料理として『はっと』が出るけれど、それはまちがいなの？　近くのはっと街道のお店で出している『はっと』は郷土料理と言ってはいけないの？」「もう一度聞きますね。外国産の材料を使ったら郷土料理とは言ってはいけないと思う人は手を挙げてください」と言うと、やはり、多くの子が手を挙げます。「では、郷土料理と言ってもよいと思う人は？」に、10名ほどの手が挙がりました。「言えない」という理由を聞くと、「外国のものを使ったら伝統料理じゃないから」「その土地のものじゃないから」との声。また、「郷土料理とは言えないけど、家ではつくるから、登米の家庭料理とは言ってもいい思う」という意見も。

一方、「言える」という理由には「小麦粉でつくったものだから、外国産になっても登米でつくったら郷土料理と言っていい」「郷土の野菜を入れれば、郷土料理と言っていいと思う」と、小さな声ですが、はっきりと自分の考えを述べる子もいました。

考え、話し合う授業に

当初、この授業案を提案させていただいたときに、担任の先生から「うちの子どもたちはおとなしいので、自分の意見を述べ合うようなことは難しいのではないか」とのご意見をいただきました。しかし、実際にやってみると、子どもたちは郷土料理とは言えない、言いたくない気持ちを一方に持ちながらも、何とか郷土料理と言える論理を考えていました。また、授業の前半で、地元食材を使った郷土料理「はっと」のよさを心と身体でしっかり味わったことが、後半の授業での子どもたちの気持ちの揺れ（言えないけど、言いたい）を大きくしていることが、子どもたちの表情からもうかがえました。

授業後の感想文では、「郷土料理とは言えない」と記した子が過半数と多くみられましたが、「登米の郷土料理を残していくためには 外国産のものでも使った方がいい」と記している子が数名いました。最後に、「外国産の小麦粉を使って郷土料理をつくってよいのかの答えはひとつではないし、簡単でもありません。すぐには解決できない大きな課題です。これから、いろいろな勉強をしていく中で、このことを思い出して、調べたり、考えたりしていってほしいと思います」と伝えて授業を終えました。

矛盾に満ちた現代の食は、〝問い〟と〝学び〟の宝庫

人間の食の営みは生活であり、産業であり、文化であり、学問（教科）領域では分けられません。私のような小学校での授業の素人から見ると、食に関する学習のおもしろ

さは、まさに教科横断的な総合性にあると思います。

また、食の授業は問いを持ち続ける授業となること。現実の食生活は、矛盾に満ちています。国内産がよいと思う一方で、安価な外国産も選択する場合もあります。大人だけでなく子どもも消費者として、食料自給率4割の日本の当事者です。授業後の感想に、家で家族で話し合った子どもや、栄養教諭に「先生はどう思うか」と質問した子がいました。食べる営みが続く限り、「問い」は存在します。これらの「問い」が、子どもたちのこれからの学びにつながってくれることを期待したいと思います。

実践するときのポイント

❶学校での授業実施には

学校で授業をさせていただくには、年度当初に授業日程が決まっていることが多いので、前もっての準備が必要です。また、最終的には校長先生の了承が必要ですが、まず誰に話を持っていけばよいかも重要ですね。食の授業の場合は、栄養教諭や学校栄養職員（栄養士）の方にまずは話をするのが一般的かと思います。また、管轄の行政の栄養士や教育委員会の方に相談するのもよいかもしれません。一方で、教育委員など知り合いの方に話をしてみることで、意外と話がすすむことがあります。

今回の「はっと」の授業は、農産業の推進を図っている地域振興事務所から、お声がけいただき実現しました。農水産業分野では、子どもたちへの教育を推進していくことが課題となっているので、おもしろい授業プランには、興味を持ってくれるはずです。

❷「できること」と「できないこと」を整理

学校は、授業時間や各教科の学習内容・学習目標など、いろいろな決まりごとがあります。ですので、授業プランなどの計画は、あくまで計画として、先生方と相談しながら、プランの修正をしなくてはならないことがあります。そこは、臨機応変に“今回できなくても、次回にできればよい”くらいに構えて、まずは実現することを第一に考えた方がよいと思います。とは言っても、「ここぞ！」というところは粘ってくださいね。

「おやつの時間」で育つ力
――学童保育は食育のチャンス

活動の主体者：小学生
活動の場：学童保育

学童保育（放課後児童クラブ）に通う子どもは年々増加し、二〇一六年には百万人を超えました。私はこれまで、宮城県内の学童保育のおやつ調査や、学童保育支援員の研修など、さまざまな形で学童保育に関わってきました。そこで、今回は「学童保育のおやつ」について考えてみたいと思います。

「おやつの時間」はなぜ必要か？

私は「おやつの時間」には三つの役割があると考えています。

ひとつ目は、成長期にある子どもの補食としての役割です。給食から3～4時間も経てば血糖値が低下し、空腹感をもよおします。夕食までの間に補食をとることは、1日の生体リズムの中で自然なことで、過度の空腹は身体の成長にとって望ましくありません。しかし、あくまで補食なので、1日のエネルギー量の1割程度が目安です。ですから、支援員の方が子どもたちの適量を準備することはもちろんですが、子ども自身にもおやつの適量がわかる力を育てていくことが重要だと思います。

ふたつ目は、「ホッとする時間」としての役割です。子どもたちは大人が思っている以上に、精神的に無理をしています。しかも、そのことを子ども自身が自覚していないことがこの問題の難しさです。私たち大人にとっても、おやつの時間はリラックスタイムですが、子どもたちにとってはなおのこと。学童保育の現場や専門誌の声を聞くと、「学童保育での一番の楽しみはおやつ」「おやつのときに、その子の本音がちらっと出たりする」など、子どもにとっても大切にしてあげたい時間であることがわかります。

生活の知恵を学ぶチャンス

三つ目は、「生活者としての力」を育てる役割です。学童保育は「生活の場」であるとされ、「生活」は学童保育を考えるうえで重要なキーワードです。食べることは生活の営みそのもの。おやつの準備に子どもたちが主体的に関わることをとおして、さまざまな生活の知恵や技術を身につけていくことができると思います。

このように話すと、子どもたちが手づくりおやつをつくることを思い浮かべる方がいるかもしれませんが、そうではありません。おやつの時間をつくるには、まず計画（どんなおやつにしようか考える）し、実際に準備して、一緒に楽しく食べ、片づけるという多様な行動から成り立っているのです。ですから、市販のお菓子をおやつにする場合でも、そこにはたくさんの生活の知恵を学ぶ可能性が秘められています。

以前、市販のお菓子をおやつにしている学童保育で、子どもたちと一緒におやつのお菓子を選び、準備する活動をしたことがありました。おやつの準備は、何をどれだけ買うかという「計画」からはじまります。自分だけでなく、他の子の好きなものも配慮して予算に合ったお菓子を選ぶことは、子どもたちにとって悩ましく、楽しいことです。注文票を見ながら、「この甘いお菓子とおせんべいを組み合わせるとちょうどいいんじゃない」「ポテトチップ、すごいカロリーなんだ!」「このお菓子3個ほしいけど、お金がたりない!」など、おやつ選びは発見と学びの連続。そして、自分たちが選んだものを実際に食べて確かめられるのですから、まさに生きた学習の場です。

その他、おやつの準備では、テーブルを拭き、おやつを盛りつけ、配膳し、「おやつの時間だよ」と遊んでいる子に声がけすることも。1年生も一生懸命大きな声で呼びかけて、おやつの時間づくりでの役割を果たしているのです。

毎日の繰り返し体験で育つ力

ある学童保育では、おやつの準備で支援員の方が、忙しそうにお茶を注いでまわっていました。子どもたちはただ待っているだけ。私はそれを見て「子どもが育つ場があるのにもったいないなあ」と思いました。子どもがすると、時間がかかったり、こぼしたりすることがありますね。そこで、ついつい子どもにはさせず、大人が手早くやってしまいがちです。しかし、生活の場での〝育ち〟とは、日々の体験をとおして、少しずつ育っていくこと。そして、いつの間にかスムーズにお茶が注げるようになり、台ふきんも洗って絞れるようになるのです。また、自分やまわりの人のことを考え、自分が何をすればよいかがわかり、自然と行動できるようになっていくのです。さらに、「お茶を注ぐときには、台ふきんを用意しておくといい」「コップの下にコースターを敷くときれい」など、生活の場をよりよくするための知恵やアイディアも生まれてきます。

学童保育のよさ（強み）は、毎日の生活があること。体験の繰り返しにより、今日の失敗が明日の課題になり、いつの間にか「この子がこんなことができるようになったんだ」と成長に驚くことがあります。1日の中では小さな「おやつの時間」ですが、子どもの育ちから見ると大切な時間なのです。

実践するときのポイント

❶おやつづくりはお菓子クッキングだけではない

この実践では、食事（おやつ）づくりをお菓子クッキングだけだと、狭くとらえないことがポイントです。食事づくり行動の理論についてはp144を参照してください。「うちの学童保育では調理設備がなくて……」と悩んでいる支援員の方が少なくありませんが、この際、おやつに関わることをみんなで書き出し、子どもたちと一緒にできることがないか話し合ってみていただけるとうれしいです。

❷長い目で見る「生活習慣力」の形成を

私たちは毎日、同じような行動を繰り返しています。「生活習慣病」とはよく言ったもので、1食や1日だったら特に問題ないことでも、その習慣が毎日繰り返されることにより、ジワジワと病気になってしまうものです。これを逆転の発想で「生活習慣力」と考えるとどうでしょうか。子どもたちが、毎日体験することにより、いつの間にか「力」が形成されているのです。

❸まずやってみる、やりながら考える

学童保育は近年、児童数が急激に増加しており、2017年には国の運営指針も示されましたが、その実態は実にさまざまです。「おやつ」についても同様で、必ずしも望ましいとは言えない実態もあるのが現実です。ですので、望ましい方向を見すえつつ、まずやれることをやってみることをおすすめします。

森の自然が子どもの感性を育てる
──自然環境を活用したこども園の実践

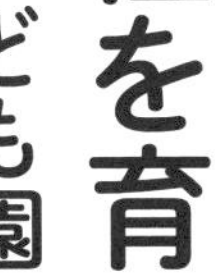

私が勤務する大学は40年ほど前に、仙台の中心市街地から自然豊かな郊外に移転しました。二〇一六年には、付属幼稚園がキャンパス内の森の中に移転し、「森のこども園」としてスタートすることになりました。園の子どもたちは、土や草花や木の切り株でたくさんの遊びを創り出します。また、食の体験もこれらの自然環境に力を借りることになります。

活動の主体者：幼児
活動の場：こども園

森の中で食材を育て、木や葉を食具に

「森のこども園」ではこれまでの実践活動をもとに、自然を多面的にいかした、食に関する保育活動の全体像を次ページの図のように構想しました。食事（昼食）の場である「森の食卓」を土台としつつ、「森の恵み（食材）」は森で食材を栽培し、収穫して食べること、「森の台所」は野外で調理し食べること、「森の食具づくり」は森の木や葉を使って箸や皿などの食具をつくること、の四つの活動で構成しました。また、これらの活動は収穫したものを野外で調理して食べるなど、複合的に行われることもあります。

「森のこども園」には、０歳児から5歳児までの１２０名の子どもがいます。昼食は、月・水・金には園内のホールで給食を食べ、火・木には3歳児以上はお弁当を持って屋外で食べることもあります。また、給食では自然をいかした食事づくりとして、管理栄養士の佐藤さんが葉っぱをおにぎりに敷いたり、園内の畑で採れた野菜を使ったり、摘んできたヨモギで団子をつくったりといろいろな工夫をしています。これらの取り組みの中で、佐藤さんが教えてくれるエピソードがなかなかよいので、ご紹介したいと思います（森のこども園ホームページより）。

森の食卓でのエピソードより

【エピソード①　テーブルクロス1枚から】

先日、お弁当を持って、森の台所（野外炊飯場）で昼食を食べました。森の台所（野外炊飯場）は、普段、子どもたちの遊びの場にもなっているので、食事の雰囲気を出すために、この日は大きなテーブルクロスをかけて食事をすることにしました。テーブルクロスを広げると、「わぁ、パーティーみたい！」と歓声が聞こえてきました。「先生、お

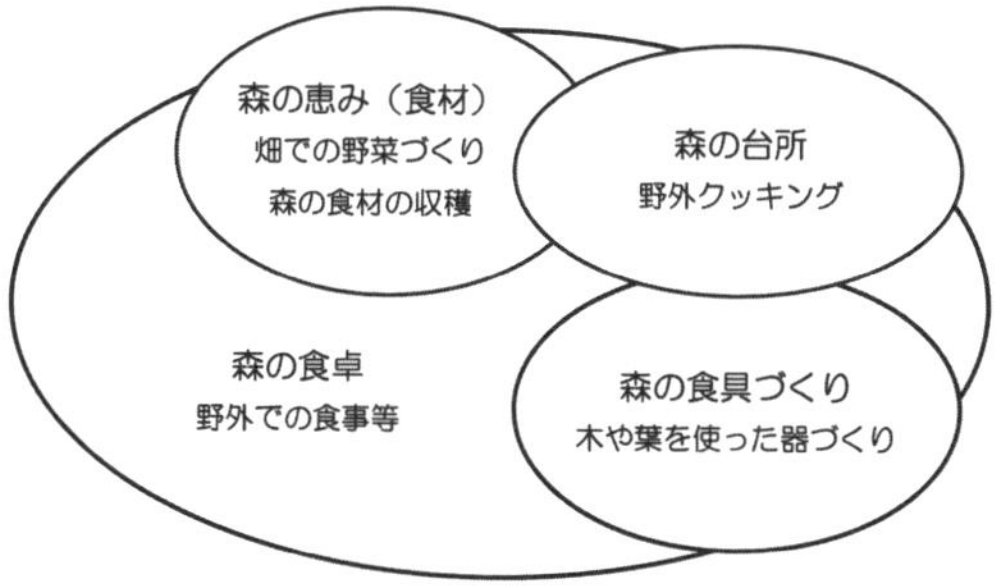

「森のこども園」の食に関する保育の全体像

食に関する保育の全体像を図示することで、園のスタッフと共に保護者にも、取り組みのイメージを伝えることができます。

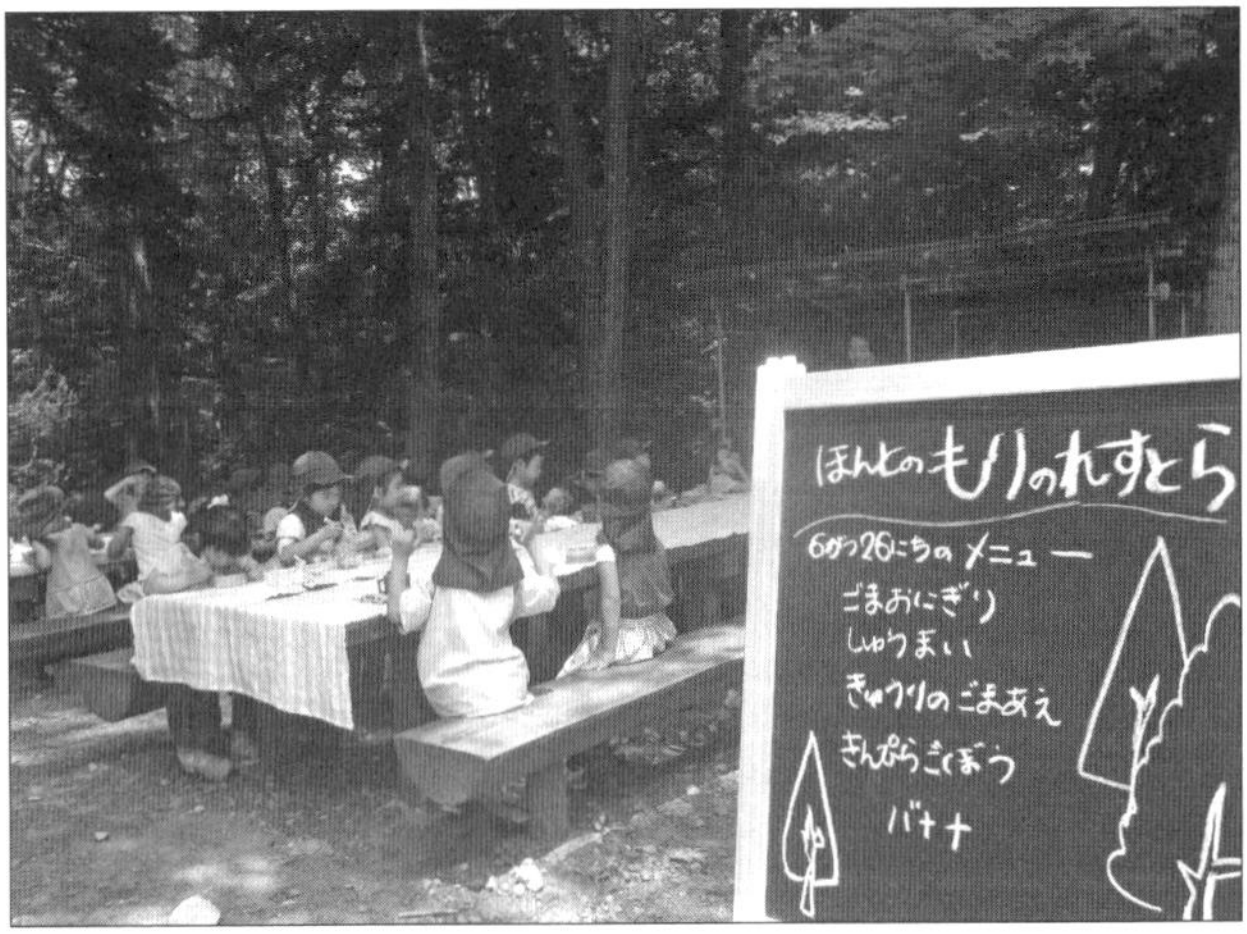
ほんとのもりのれすとら
6がつ26にちの メニュー
ごまおにぎり
しゅうまい
きゅうりのごまあえ
きんぴらごぼう
バナナ

森のレストランはこもれ日の下のテーブルで。

花、飾ったらいいんじゃない？」と森の中から葉っぱを取ってきて、テーブルクロスの上に、「これ、どう？」「どっちがいいかな？」と言いながら飾っている子たちもいます。

また、こっちの方では、Aちゃんが空を見上げて「鳥さん、よろしくね！」と真剣な顔で話しています。「どうしたの？」と聞くと、「音楽を聴きながら、ごはんを食べたいから」とうれしそうに教えてくれました。森のレストランでは鳥の声のBGMがあることを、子どもたちは知っていたのですね。森の自然の中で育まれた感性でしょうか。食事の場の豊かさが感じられた昼食でした。テーブルクロス1枚から、子どもたちのイメージがどんどん膨らんでいきます。何気ない普段の食事ですが、子どもたちにとって、新たな感性が育まれる場になったようです。

【エピソード②　この葉っぱ、何の葉っぱ？】

午後のおやつは、落ち葉をイメージした葉っぱのクッキーでした。子どもたちの感性が育ってほしいと、色や形と共に味や食感の違う3種のクッキーをつくりました。おやつの時間がはじまると、Tちゃんが「これ、こうようじゅの葉っぱだね。こっちは、しんようじゅ」とまわりの子たちとうれしそうに話しています。担任が「よく知ってるねえ！　ふたつの葉っぱは、何が違うの？」と聞くと、Tちゃんは「葉っぱがこういうふうに丸いのがこうようじゅで、細くてギザギザしてるのがしんようじゅなんだよ。キノコのことをいっぱい知ってるおじさんに教えてもらったの」と得意気に教えてくれました。そう言えば、先日、園で使っている木のお椀をつくってくださっている、岩手の大野木工の方々が、子どもたちと一緒に森を歩きながら木の話をしてくれました。子どもたちは、そのときの話をちゃんと覚えていたんですね。クッキーをつくりながら、子どもたちの反応を楽しみにしていましたが、まさか「針葉樹か広葉樹か」という声が聞こえるとは驚きました！　さすが本園の子どもたちですね。森の自然体験をとおして、知性と感性が育っていることを確認したおやつの時間でした。

自然の中での食体験が「センス・オブ・ワンダー」をみがく

私はこれらのエピソードを聞くたびに、森の自然との関わりの中で営まれる食体験（食事、食卓、食具など）が、子どもたちの感性と知性を育んでくれていることに驚かされます。レイチェル・カーソンは、子どもたちに「センス・オブ・ワンダー（神秘さや不思議さに目を見はる感性）」を持つことの重要性を指摘しています。そして、「子どもたちが出会う事実一つひとつが、やがて知識や知恵を生みだす種子だとしたら、さまざまな情緒や豊かな感受性は、この種子を育む肥沃な土壌です。幼い子ども時代は、この土壌を耕すときです」と。

エピソード①「テーブルクロス1枚から」では、野外のテーブルにクロスをかけるこ

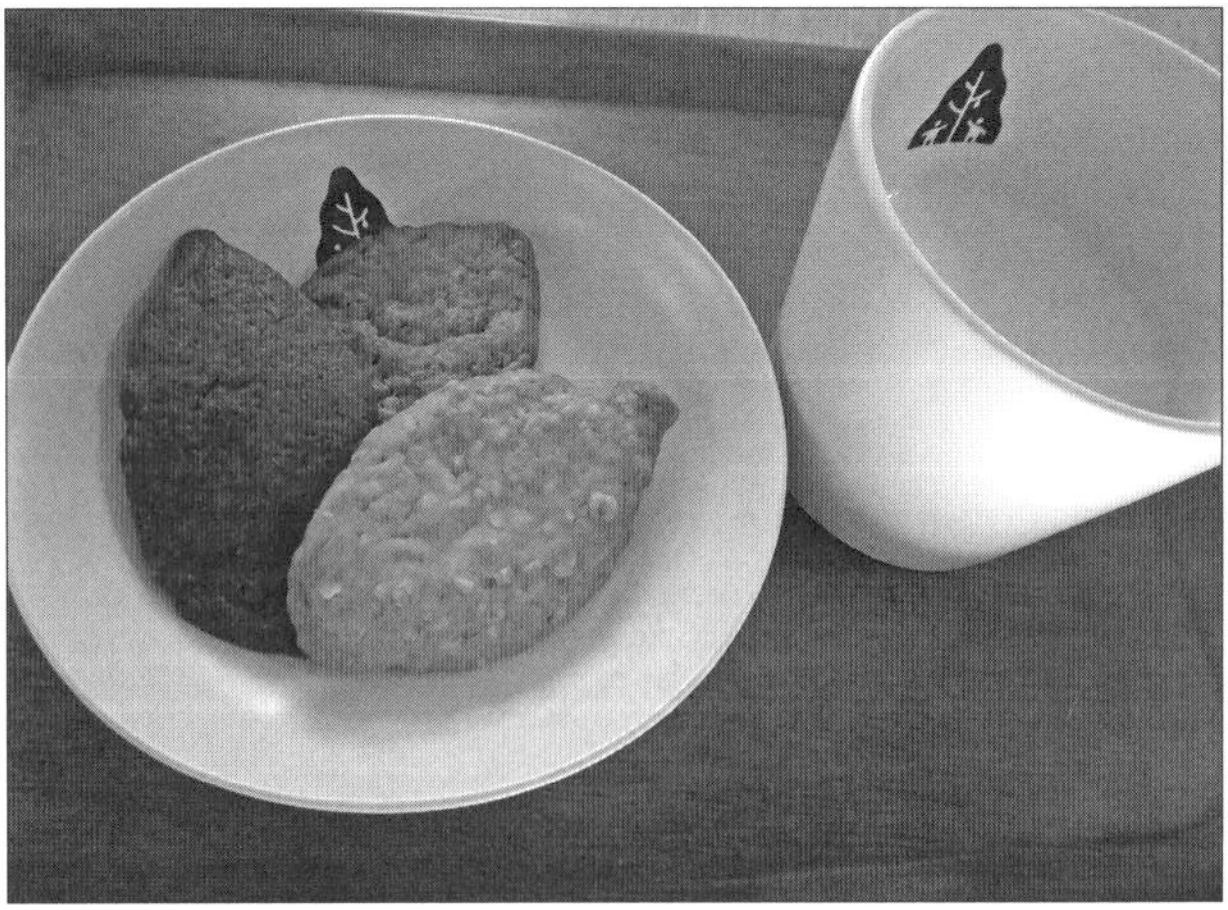

色・形・味・歯触りの違う3枚のクッキー。どれが針葉樹の葉っぱかな？

とで、子どもたちにとって、遊び場だったテーブルが食卓に変わり、食卓をよりよくしようと次々にアイディアが出てきます。森のレストランのテーブルには、森の葉っぱを置くと「きれい！」という感性は、普段からたくさんの葉っぱの美しさに触れているからでしょうか。また、「鳥さん、よろしくね！」と鳥の声をBGMにしたいと思う感性は、鳥の声を聴くという体験が身近であるからでしょうか。幼い子どもならではのセンス・オブ・ワンダーを、食の世界でも育てたいと思います。

エピソード②「この葉っぱ、何の葉っぱ？」は、落ち葉をイメージした3種の葉っぱのクッキーを前にした子どもたちの会話です。おやつのクッキーを見て、広葉樹と針葉樹の違いをイメージできるのは、よほどていねいに葉っぱを見ているからでしょうか。管理栄養士の佐藤さんが子どもたちの感性を育てたいと、色や形だけでなく、味や食感の違う3種のクッキーをつくったこともすごいと感激しましたが、佐藤さんの予想を超えた子どもたちの反応には驚きです。また、「よく知ってるねえ！ふたつの葉っぱは、何が違うの？」という保育者の問いかけも、子どもたちの知の世界を刺激しています。

また、このエピソードから、クッキー（食物）で、森の自然をいかした食育をしようとする栄養士と子どもに直接関わる保育者が、食育のねらいや考え方を共有していることがわかります。「食育は保育の一環」と言われて久しいですが、その実現には栄養士と保育者の連携が不可欠だと思います。

森の中に施設がないとできないのか

「森のこども園」は森に隣接した恵まれた環境にありますが、そのような環境でなければ自然を活用した食育ができないわけではありません。仙台の市街地にある園では、四方をビルに囲まれながらも、園庭に小さな畑や大小さまざまな木々がありました。また、近くの神社の境内や公園に散歩に出かけて、ドングリを拾ったり虫を集めたりと、子どもたちが自然と触れる場がたくさんあり、園がおかれた厳しい環境を保育者の工夫と知恵で乗り越えていく姿を見たことがあります。

実践するときのポイント

❶栄養士は取り組みの目的を保育者に説明できること

この取り組みの基盤である「森の自然をいかした保育」について、園のスタッフ全員で共有することが重要です。そのためには、栄養士は食に関わる活動を大勢の保育者に具体的に提案し、わかってもらわなければなりません。そこで、栄養士は図を使って、構想の全体像を示し、説明を文章にしました。このように、専門の異なる保育者にわかってもらえるようにするには、ちょっとした工夫が大切です。

❷衛生面も配慮する

子どもが取ってきた葉っぱを使うなど、自然のものを用いた食事（給食）づくりでは、衛生面に留意しないとなりません。食事に使う葉は湯に通して消毒するなど、給食づくりのルールを守るようにします。

自分らしく食べる子どもに
―保育所での選択型給食の試み

学習者：幼児
活動の場：保育所

保育所における給食は、基準に基づいた食事量を一律に盛りつけ、一斉配膳をするのが主流を占めてきました。しかし、〝その日〟の〝その子〟にとってちょうどよい食事量は多様であるのが普通です。二〇〇〇年以降、「食育は保育の一環」とされるなど、乳幼児期における食育に求められることが大きく動いています。子どもによって食べる量が違う、そんな当たり前のことを改めて考える時期にきています。この実践は、生きた教材としての給食のあり方を問い直したものです。

暗い表情で「あとどれだけ食べればいいの？」

宮城県の亘理保育所では、町の行政栄養士を経て保育所長になられた藤本さんを中心として、子ども自身が「自分らしく食べる」ことに視点をおいた食環境づくりを模索してきました。その背景には、家庭での朝食の時刻が6時から8時までと差が大きいこと、配られる食事の量がそれぞれの子どもの気持ちと一致せず、暗い表情で保育者に「あとどれだけ食べればいいの？」と言う子がみられることなどがありました。

そして、「本来、食事の場は保育者との信頼関係をもとに、子ども一人ひとりが主体的に行動し、自発性や意欲を高め、自信や自己肯定感を育む機会となるはずなのに、うちの保育所はそうなっていない、何とかしなければ」という思いから、二〇〇八年に、子どもが食事の時間や量を選ぶレストラン形式の給食をはじめました。また、どの子も笑顔が見えるようにと「にこにこレストラン」と名づけました。亘理保育所のすごいところは、これらの話し合いを保育士・栄養士・調理師など、みんなが集まって議論しているところ。そのチームワークのよさが、この取り組みをすすめるにあたっての大きな力になっています。

子どもが食事時間と量を選ぶ「にこにこレストラン」

最初は週1回（火）の開店でした。レストランで食事をするのは、3歳児以上。ただし3歳児は、4、5歳児がレストランに慣れた9月以降としました。開店時間は11時15分から12時30分で、開店時刻には年長児のお当番さんが鐘を鳴らして歩き、園舎内外にいる子どもたちに伝えます。

主食は家庭から持参しているので、子どもが取りわけるのはおかずの主菜、副菜、汁。最初は慣れない子どものために、おかずを大・中・小の盛り方から子どもが選ぶようにしましたが、子どもたちの様子を見て、自分たちで取りわけるようにしていきました。そして、子どもたちとふたつの約束（苦手なものも仲間外れにしないで一口分は盛りつけ

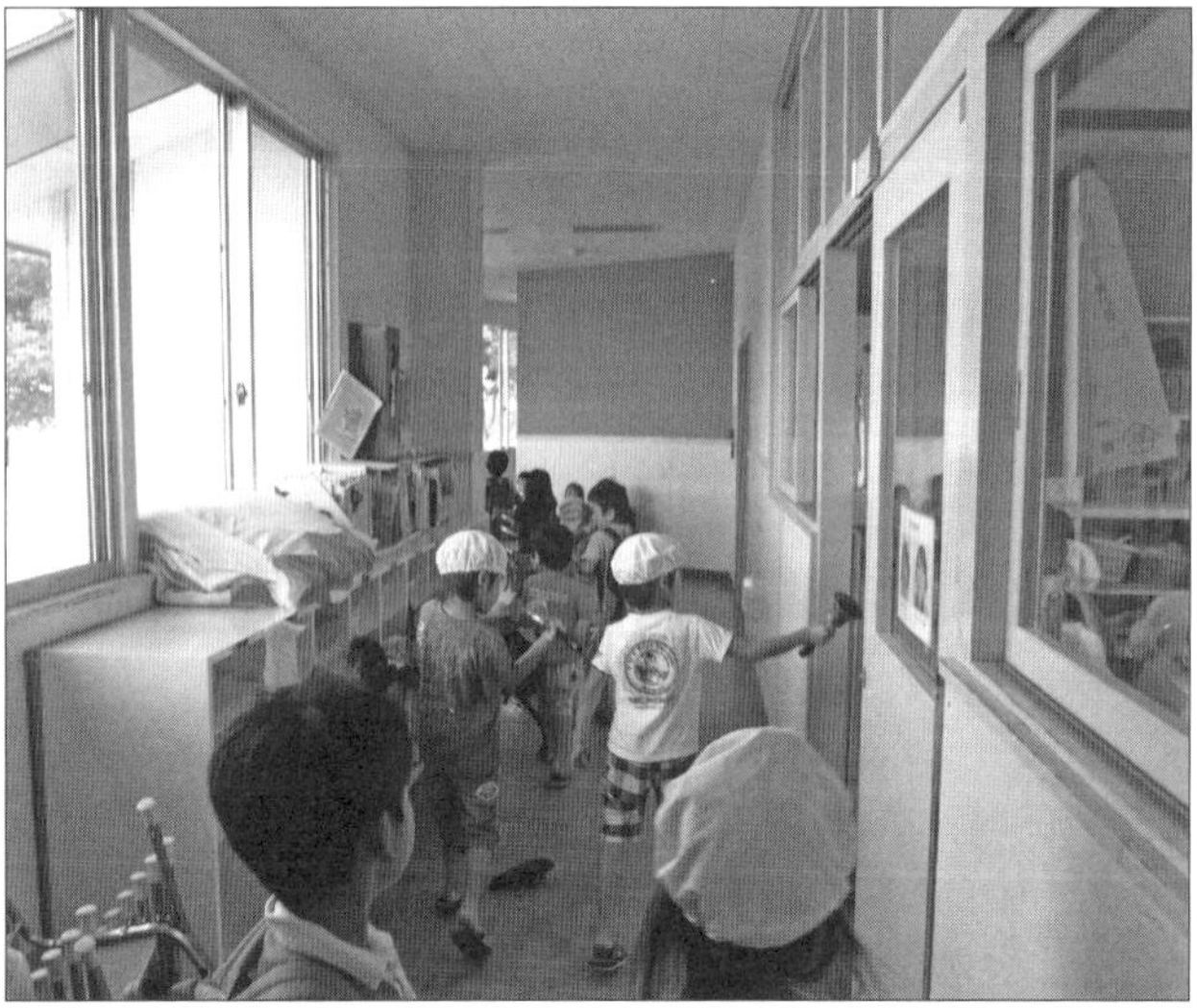

当番の子どもたちが、鐘を鳴らして「にこにこレストラン開店しまーす！」と園内を伝え歩きます。

る、自分で盛りつけたものはピカピカに食べる）を決めて、すすめることにしました。

また、レストランでは、保育士だけでなく、栄養士や調理師も子どもと一緒に食べます。なぜなら、子どもが食事の時間や量を選択することから、一人ひとりの子どもの選択をていねいに見守る必要があるからです。これらのレストランのすすめ方については、保育士・栄養士・調理員によるカンファレンスで話し合って決めます。カンファレンスはレストラン閉店後の午後2時から約1時間。

「半分にして」から「先生見て！」へと変化

このように、試行錯誤を重ねながらの「にこにこレストラン」でしたが、子どもたちの反応はすぐに現れました。子どもたちの声が「先生、半分にして！」から、「先生、見て！見て！」に変わりました。また、食べきれずいつも下を向いてもぞもぞしている子が、友だちと話しながら笑顔が見えるようになったのには驚きました。「にこにこレストラン」で食べることが、うれしく楽しい時間であることが子どもたちの表情やふるまいから伝わってきました。そして、2年目には火曜日だけでなく〝毎日がレストラン〟をスタートさせるまでになりました。

子どもが〝自分らしく食べる〟とはどういうこと？

「にこにこレストラン」は、子ども自身が〝自分らしく食べる〟ことをめざした取り組みです。しかし、当初は〝自分らしく食べる〟子どもの姿を具体的には描けてはいませんでした。そこで、〝自分らしく食べる〟ことを、食事の場面で子どもが自分らしく判断することとし、子どもが、①午前中の遊びから「食事にしよう」と決める場面、②「この子と一緒に食べたい」と決める場面、③「これくらい食べようかな」と食事量を決める場面を観察し、子どもの姿をエピソードとして記すことにしました。

その結果、子どもが、①午前中の遊びから「食事にしよう」と決める場面では、食事がはじまる鐘を聞いて、Iちゃんが私に「片づけの時間までに食べればいいんだよ」と教えてくれたように、子どもなりの見通しを持って行動していること。また、砂場で遊んでいたNちゃんが「レストランがはじまるから、片づけなくちゃ」と思ったものの、隣の子どもが遊んでいるのを見て迷っている姿から、子どもの中では、食事か遊びかの両者が天秤にかけられ、その結果、食事に行くことを決めているということがわかりました。

また、②「この子と一緒に食べたい」と決める場面では、普段から自分の意思をはっ

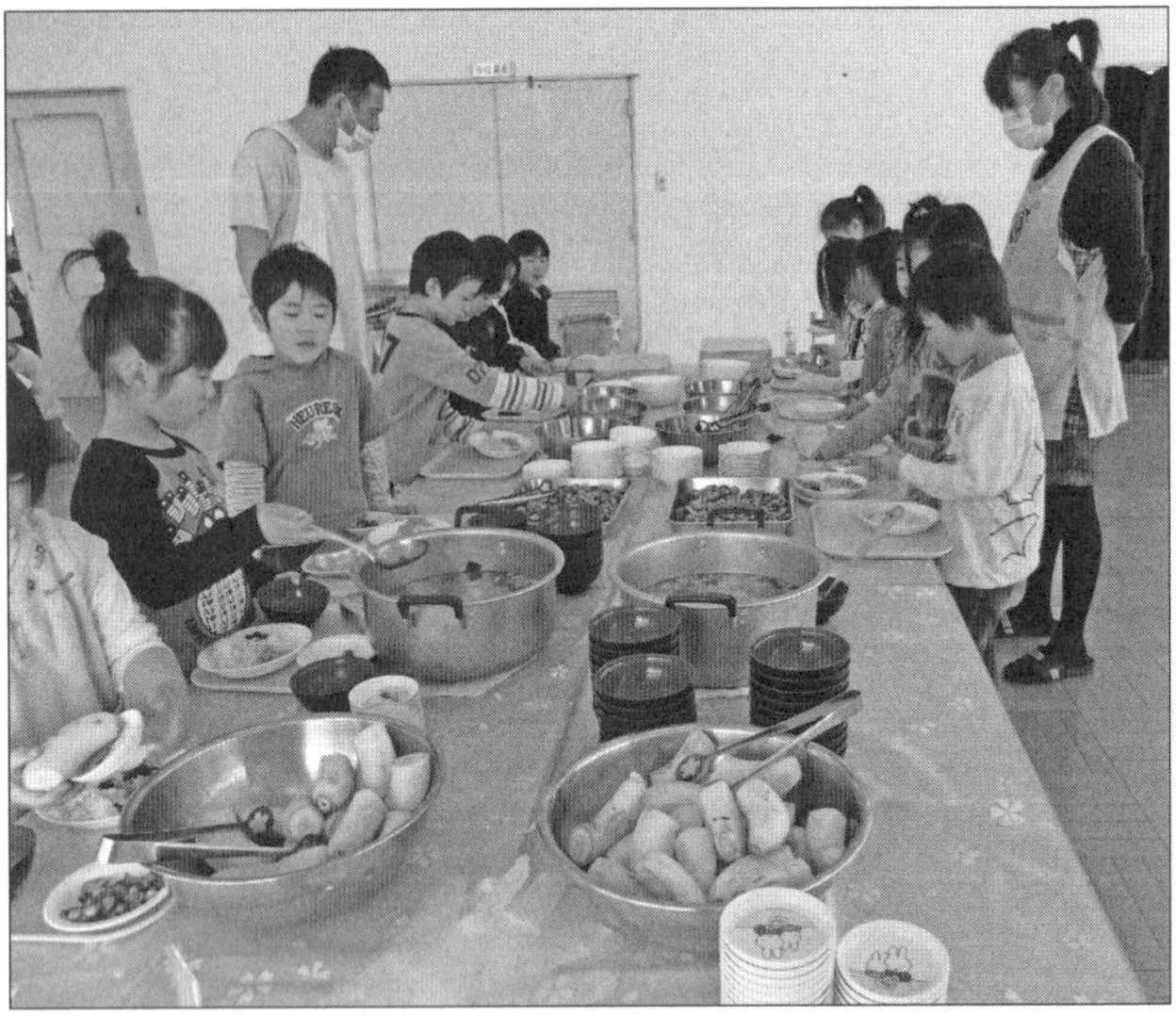

子どもたちが自分に合った量を器に取ります。そばで栄養士の菅野さんと調理師の佐藤さんが見守っています。

きり伝えることができないS君は、一緒に食べたいO君とY君にそのことが言えず、ふたりが来るのを廊下やレストランでうろうろしながらで待っていました。他の子から「ここに座ったら」と誘われても、ひたすらふたりを待っている姿に、S君の気持ちが切ないように伝わってきました。そして、やっと一緒に食べられたときのSくんは、全身から満足感があふれていて、子どもにとって誰と一緒に食べるかは食事の楽しさを左右することなのだと実感させられました。

レストランでは入口に今日のメニューを置いて、子どもたちに今日の料理（分量も含めて）がわかるようにしています。ちょうど、今日はごはんも保育所で提供する日でした。③「これくらい食べようかな」と食事量を決める場面では、Fちゃんは自分の好きな「ほうとう風うどん汁」があることを確認して、ごはんを少なめに盛り、好きなうどん汁をお代わりして食べて大満足の様子でした。また、Hちゃんは、前日の半分量のごはんをよそいました。担任は午前中は元気に遊んでいたことから「どうして少ないの？」と聞くと、「だって朝ごはんいっぱい食べたんだもん」と、きちんと理由を述べました。このように、一定の範囲内ですが、子どもが自分によいと思う量を盛りつけられる環境を設けると、子どもは自分に合わせて量を調整していく場面が多くみられました。そのことは、子どもの気持ちとお腹の両方が満足していくことであると考えられます。

調査から見えてきた、子どもの食事量の個人差を認めていくこと

亘理保育所では、レストラン形式の給食が、子どもの気持ちに寄り添ったものであることがわかってきました。また、子どもの体格や運動量からも、栄養的に問題がないことがうかがえました。しかし、子どもの食事量が本当に適当であるのかについては自信が持ててはいませんでした。そこで、子どもの食事量を確認することにしました。

二〇一一年秋、4歳児22名を対象に、20日間の食事量を実測しました。その後、冬、二〇一二年春、夏と4回行い、計80日間分の食事を調査しました。栄養士はもちろんのこと、保育士も一緒になって行いました。最初は食事を測ることに戸惑っていた子どもたちも、すぐに慣れてくれました。そして、私たちは食事量調査から、子どもの食事量の個人間の差と個人内の差（20日間の最小値と最大値の差）を見ることにしました。

その結果、まず主食（各自家庭から持参）については、子ども全体の摂食量（平均）は約90グラムでしたが、個人間差は113グラムもありました。また、これらの数値はすでに報告されている調査結果と同じ傾向だったので、「やはり」と思いました。また、

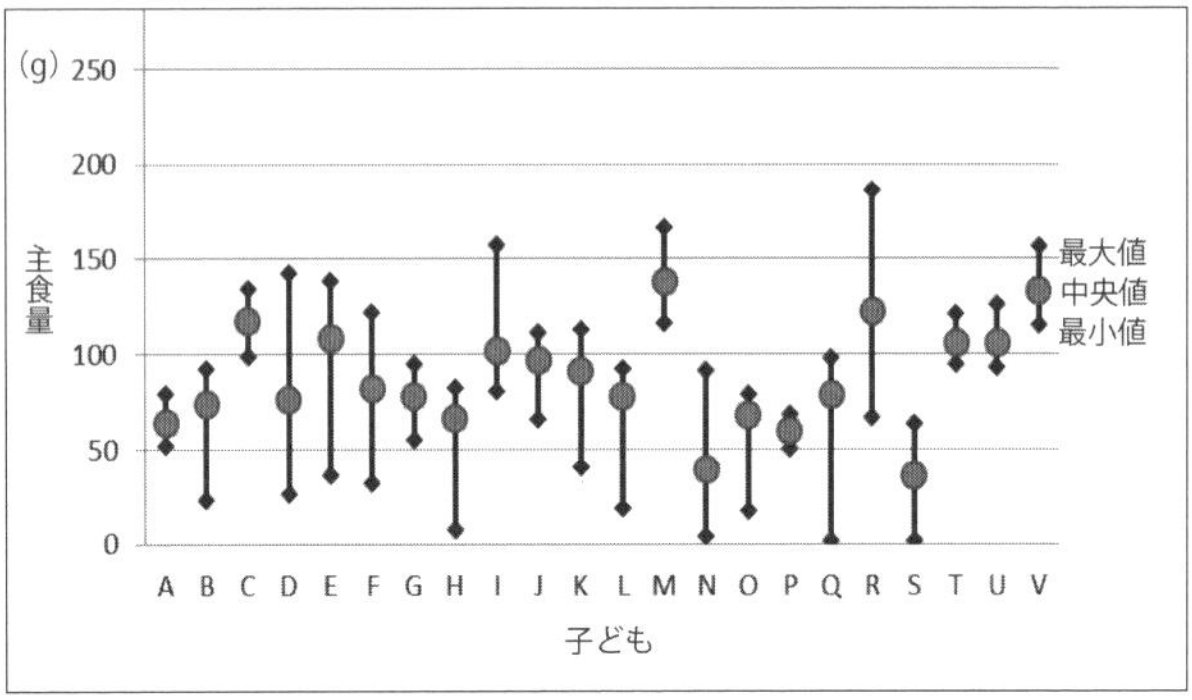

主食（ごはん）量の個人間差と個人内差。縦軸がごはんの重量、横軸が22名の子ども（左から体重順）。

個人内差も87グラムと大きいものでした。一方、主菜では一切れなどポーションサイズのものが多いことから、ほとんど個人間にも個人内にも差がみられませんでした。他方、副菜では全体の摂食量（汁の具やミニトマトなどを除く）が平均32グラムでしたが、個人間の差は１００グラム、個人内の差は80グラムもありました。

このように、子どもの食事量には個人間と共に、個人でも日によって異なることが確認されました。一方、主食では４割、副菜やエネルギー量では約７割の子どもが、目安とされる栄養量の範囲に入っていることも確認できました。これらのことから、子ども一人ひとりの個人差を認め、子ども自身が自分らしく食べることを支える給食の重要性と課題が見えました。

選択型給食を伝えていくために

次いで、選択型給食を他の保育所にも伝えていくために、宮城県内の保育所における実態を調べることにしました。二〇一四年宮城県内３７７か所の保育所に質問紙を配布し、回答の得られた２５４か所を分析しました。結果を見ると、選択型給食の実施率は5歳児28％、4歳児25％、3歳児22％と全体の約4分の1で、日常的な給食として毎日行っているところは、さらに、それらの約4割と少ないことがわかりました。また、選択型給食を実施していない保育所は実施しているところに比べて、「公立が多い」「自園に栄養士がいない」「副食給食（主食は家庭から持参）」「苦手な食べ物でも残さず食べさせる指導をしている」などの特徴がみられました。また、子どもが「自分で選択する」という「自分づくり」を食事の場で行うことについて、否定的な考えや戸惑いを持っていることもわかりました。これらのことから、今後、保育の観点から子どもの食の育ちとは何かなど、食育についての基本的な考え方を再確認していくことが重要だと考えられました。

実践するときのポイント

❶保育所スタッフ皆の意識共有を

新しい取り組みをはじめるときには、スタッフ皆の気持ちを一緒にすることが何より大切だと思います。そのためには、所長や園長などのリーダーの役割が重要ですが、この実践にみられるように、パートの保育士や調理員の方までが心をひとつにしたときのパワーはすごいものです。やる気のある人だけががんばっているのではなく、子どもに関わるすべてのスタッフが保育に関わる者であることを忘れずに。

❷取り組みの成果を分析的に振り返る

幼児への食育実践では、その成果を幼児の姿（表情や所作など）の観察から表すことが多くあります。その場合にも、エピソード記録などの方法で事実をていねいに記述することで、実践の確かさを多くの人に知らせることができると思います。また、この実践の食事量調査のように、数値で把握して分析するのもよいと思います。実践にほんの少しだけでも分析的な視点を加えると、次の実践をよくしていくことにつながります。

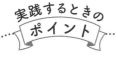

金曜日の夕食は「親子食堂」で
―保育所での保護者支援の現場から

乳幼児の保護者への食生活支援が求められています。中でも、働きながら子育てをしている保育所の保護者の食事を準備することの負担感は大きく、生活に寄り添った支援が課題になっています。そこで、私たちは子どものお迎えのついでに、夕食を一緒に食べながら、情報交換をする「親子食堂」を試みました。

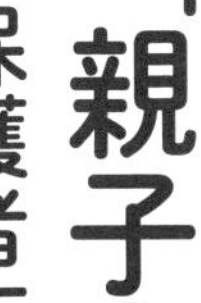

学習者：保護者
活動の場：保育所

食事の準備が負担だと思う保護者は8割

二〇一五年に実施された「仙台市認可保育所の幼児の家庭の食生活調査」によると、幼児の生活習慣、食習慣は5年前に比べて悪くなっていました。また、これらの傾向は経済的なゆとりがない家庭で顕著でした。さらに、食事調査から時間の余裕がない毎日の中で、子どものための食事の準備が負担になっている保護者が多いのではないか、と推察されました。

そこで、二〇一六年に仙台市内の社会福祉法人希望園（系列3園の保護者337名）

で「幼児の家庭での食生活とその食事準備に関する実態調査」を実施しました。その結果、食事の準備を負担だと思うことが、「ときどきある」「よくある」とした保護者は78％と高いことがわかりました。また、その理由をみると、「献立を考えるのが大変」55％、「つくる時間がない」44％、「調理が苦手」29％、「子どもが食べない」22％で、食事をつくることにも増して、何をつくるか考えることが負担になっていました。そして、食事準備の負担感が高い保護者は、食事準備が好きではなかったり、十分にできていないと思う割合が高い傾向がみられました。加えて、食事準備の負担感が高い保護者ほど、子育てについての負担感や不安感が高いこともわかりました。一方、食事準備の負担感の有無に関わらず、食事を準備する力を「もっとつけたい」と思う保護者が、約9割と高かったことに希望を持ちました。

どのような保護者支援があればよいのかを問い直す

前述した調査結果からも、食事の準備についての保護者支援が必要なことがわかりました。では、どのような支援がよいのか。保護者からのニーズが高かった、短時間につくれる料理レシピの配布もよいと考えました。しかし、インターネットで多数のレシピが簡単に入手できる現在、本当にそれでよいのだろうかという疑問もわきました。

また、食事調査から、焼きそばにコロッケなど、子どもが好きな料理ばかり並べた食卓が多くみられ、主食・主菜・副菜などの食事の基本の形が見えない食卓が気になりました。さらに、食事準備の中で最も負担があるとされた「献立を考える」ことへの支援が必要ではないか。仕事と子育てに追われている保護者の方々に負担にならないような支援でないといけないなど、私たち（共同研究者やゼミ生）は喧々諤々話し合いを続けました。

そして、これらの話し合いの中から出てきたのが、文字情報と共に実物（食事）を用いた情報発信をすることと、少人数で話がしやすい場づくりでした。具体的には、保護者と子どもが夕食を食べる場を提供し、保護者同士や保育士・栄養士などと情報交換ができる場を設けるというものです。私たちはそれを「親子食堂」と名づけ、保護者に参加を呼びかけました。実施する希望園は、20時までの延長保育の子どもに夕食を提供していたことから、食数を増やすことで実現できたのが幸いでした。「親子食堂」の開店は月2回の金曜日午後6時15分から7時とし、子どものお迎えのときに立ち寄ってもらえるようにしました。参加人数は、話のしやすさや準備可能な食数から1回3組の親子。ただ、兄弟での参加もあることから6～8名と、栄養士2名、保育士3名です。

一緒に食事をしながら情報交換「困っていることはありませんか？」

金曜日の午後6時頃になると、参加される親子が「親子食堂」に集まってきます。今日の献立は、白飯、甘辛照り焼きチキン、カボチャと枝豆のサラダ、味噌汁、バナナ。「親子食堂」では食事（献立）そのものが情報媒体なので、食事の形がわかるように主食は白飯とし、主菜、副菜、汁物がそろい、簡単で短時間につくることができる料理を選んでいます。

テーブルにはテーブルクロスがかかり、花も飾ってあります。「せっかくみんなで食べるのだから」と園長先生の心遣いです。参加者がテーブルに着くと、食事が運ばれてきます。管理栄養士の大久保さんが今日の献立を紹介し、食事がはじまりました。Tさんは子ども（2歳児）を脇の椅子に座らせて、食べさせながら自分も食べています。隣のMさんは上の子（4歳）は自分で食べているのですが、下の子ども（1歳）がぐずるので抱っこしながらの食事です。しばらくすると、管理栄養士の伊東さんが子どもを抱っこしてくれたので、Mさんはゆっくり食べることができました。また、Sさんは子ども（3歳）がモリモリ食べるので、それを見ながらうれしそうに食べています。

そして、食べながら、管理栄養士の大久保さんが「食事の準備で困ってらっしゃることはありませんか?」と声がけすると、「短時間でつくりたいけど、つくれる料理のレパートリーが少ないんです」「兄弟の好みが違うので何をつくったらいいか困ります」「献立のバランスを考えたいのですが、そこまでの余裕がありません」などの声が聞かれました。やはり、少人数で食事をしながら、というのが話しやすい雰囲気づくりになっているようでした。

情報提供は、食事と料理情報カードの両面から

「親子食堂」で保護者に提供する情報媒体は、栄養バランスのよい食事と料理情報カード（A5版）の2点で、それらを組み合わせることにより、保護者の理解や意欲が高まることを期待しました。

アレンジいろいろ！展開レシピ

展開①　味付けをチェンジ

〜鶏肉の味噌だれ焼き〜
基本のレシピのしょうゆを
味噌にチェンジするだけ！
<味噌だれの材料（4人分）>
味噌・・・大さじ1
みりん・・大さじ1
酒・・・・大さじ1
砂糖・・・大さじ1
<作り方>
① 味噌だれの材料をすべて合わせておく。
② 両面焼いた鶏むね肉に①のたれを加え、からませて出来上がり♪

展開②　味付けをチェンジ

〜鶏肉のレモンソースかけ〜
<レモンソースの材料（4人分）>
水・・・・・大さじ3
片栗粉・・・小さじ1/2
レモン汁・・大さじ1/2
塩・・・・・少々
砂糖・・・・小さじ2
<作り方>
① レモンソースの材料をすべて合わせておく
② 両面焼いた鶏むね肉に①をかけ、とろみがついたら火を止めて出来上がり♪

展開③　食材をチェンジ

鶏肉と同じ重量で、豚肉などの他の肉や魚の切り身、かまぼこなどにチェンジするのもオススメです！

また、照り焼きのタレに、ゴマや青ネギなどを加えると、また違った味が楽しめます！

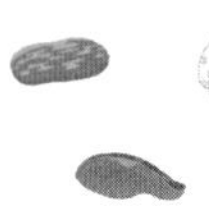

基本のレシピの調味料や食材を変えるだけで、たくさんのレパートリーが生まれることを伝えました。

例えば、甘辛照り焼きチキン（主菜）では、料理カードの表面は材料やつくり方を表記し、裏面（上記）では食材や味つけを少し変えるだけで、さまざまな展開ができるアレンジメニューを紹介しました。

さらに、「献立を考えるのが大変」とする保護者が多かったことから、料理を栄養バランスよく組み合わせるコツを示した「食事バランスカード」を作成しました。表面には家庭での食事準備の指標となるように、主食・主菜・副菜の組み合わせを「ごはんにふたつのおかずを組み合わせて」と示しました。また、裏面にはカレーライスのように、主食・主菜・副菜の各料理が一緒になった料理を「ミックス型の食事」として記載し、カレーライスを1品料理としてではなく、主食と主菜と副菜が合わさった料理としてとらえる〝料理の見方〟を伝えました。

課題も見えた「親子食堂」の試み

「親子食堂」はインフルエンザの流行で二〇一七年10月までの開催となり、結果的に保育所の保護者の2割弱（18名）の参加となってしまいました。事後アンケートから、「兄弟のお迎えがあり時間が合わなかった」とされる方が多く、「金曜日の夕食」は再考しなければなりませんでした。

　一方で、参加された方のほとんどが食事準備の負担感が高かった方で、参加したことにより「おかず2品を組み合わせればよいことがわかった」「主菜と副菜がそろっているか見るようになった」「普段使わない食材や調味料の使い方が参考になった」「子どもにちょうどよい味の濃さがわかった」「ひとつの料理でも、味つけを変えれば別の料理になることがわかった」「栄養士さんと話しやすくなった」などの声が多く寄せられ、食事準備の負担感を軽減できることに、少しはつながったと考えられました。

実践するときのポイント

❶食事を生きた教材とする

　学校給食では「給食を生きた教材」として食育を行うこととされています。この「親子食堂」でも、保護者から「これくらいの味つけでいいのかがわかった」「子どもの食べる量の目安がわかった」との声が寄せられ、実物の食事が、優れた情報媒体であることがわかります。ただ、どこの保育所でも保護者のための食事を準備できるとは限りません。できる範囲からはじめてみてはいかがでしょうか。

❷保護者の本音が聴ける雰囲気づくり

　食事づくりで困っていることの本音をキャッチするのはなかなか難しいものです。「そんなこともできないのか」と言われるのではないかと思っている保護者も少なくありません。保護者の方々に寄り添った支援のためには、ていねいに本音を聴くことが重要だと思います。

自分の昼食（弁当）を振り返る
―高校生への「3・1・2弁当箱法」実践から

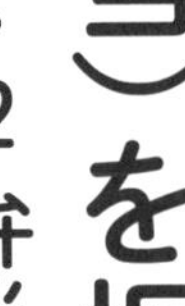

学習者：高校生
活動の場：高校

「3・1・2弁当箱法（以下、「弁当箱法」）」を高校生にも実施する機会がありました。高校生は毎日弁当を持ってくるので、まさに当事者への実践ができるのですから、チャンス到来です。また、普段、高校生に関わることが少ないので、高校生とどんなやり取りになるのか心配でもあり、楽しみでもありの実践となりました。

高校生に注目した保健所の管理栄養士たち

この実践は、東部保健福祉事務所登米《とめ》地域事務所（登米保健所）の方からの声がけではじまりました。登米は県北に位置し、豊富な農産物に恵まれた地域です。ある日、登米保健所の管理栄養士Ｍさんから「高校生が自分の食生活を見直す機会をつくりたい。昼食を取り上げて『弁当箱法』をやってみたいのですが、どうでしょうか」と相談されました。

Ｍさんによると「高校生は自分自身で選択して食べる機会が多いことから、自立した食物選択力の形成が求められる時期なのですが、朝食欠食など多くの課題があります。高校生への食育をやりたいが、実際の事業展開は小・中学生に比べて少なく、実施が難しいのが現状」とのこと。そこで、まずはやってみようということで、今まで登米市や市内の高校と連携して実施してきた思春期事業を活用して、「弁当箱法」を実施することになりました。そして、この実践の目標を「高校生が自分にとって望ましい食事量や栄養バランスを理解し、実践することへの意欲や自己効力感を高めること」としました。

予想以上に盛り上がった「3・1・2弁当箱法」の学習

実施の宮城県立M工業高校は、1年生98名（男子70名、女子28名）。学習プログラムは、①「弁当箱法」の講義（45分）、②弁当を詰める（60分）、③食べて確認する（30分）、④学習の振り返り（30分）で、1時間目から昼食時間までを使いました。まず、「弁当箱法」の講義では、その特徴である〝1食分の食事量と栄養バランスが簡単にわかる〟方法であることを確認したうえで、「弁当箱法」の5つのルールを説明しました。

ルール1「自分に合った大きさの弁当箱を選ぶ」では、普段使っている弁当箱の大きさを見ながら、「大きすぎ！」「小さすぎ！」「すげー、ピッタリ！」など大盛り上がり。すると、ひとりの女子生徒が400ミリリットルぐらいの弁当箱を持ってきて、「私、いつもこの大きさなんですがダメですか？」と小さな声で聞きました。私が「お昼ごはんのときはちょうどよいと思っても、しばらく経ったらお腹すかない？　お菓子食べるとか？」とたずねると、「確かに……。お菓子よく食べてる。なるほど」と妙に納得した様

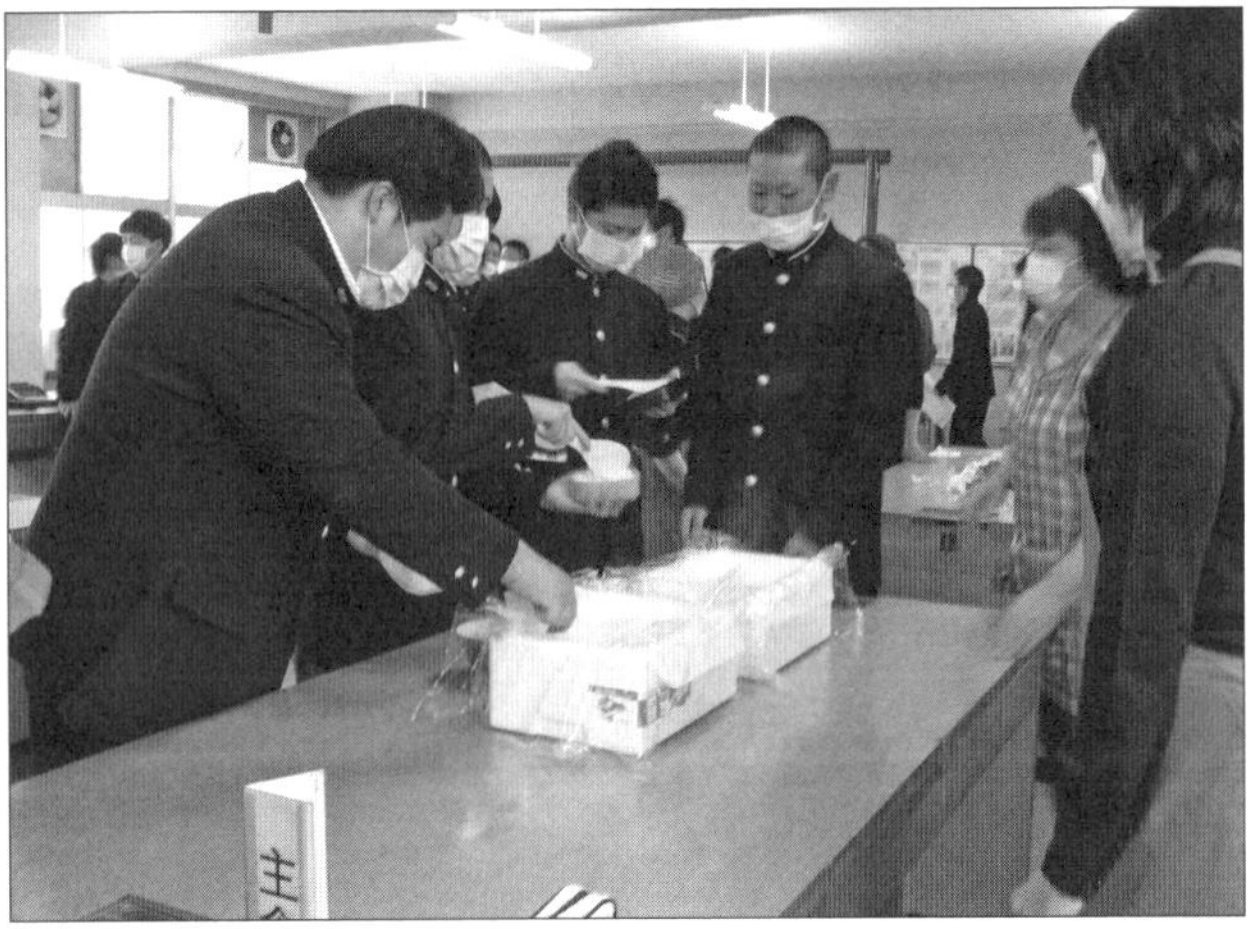

主食の白飯を弁当箱に詰めているところ。男子生徒には押さえすぎないように声がけも。

子で戻っていくという一幕もありました。

次いで、実習室へ移動し、弁当箱にごはんとおかずを詰めました。高校生らしく（?）ちゃっかりルールを無視して、鶏の唐揚げをたくさん詰める生徒には、「やり直し!」と厳しく、やさしく声がけをします。「私の関所（チェック場所）を通過しないと食べられないわよ」と言って、一人ひとり詰めた弁当をチェックしていると、いつの間にか集まってきた生徒たちも一緒になって「それ、ごはん少なくない?」「唐揚げ多すぎ!」と言い合い、〝弁当チェックの輪〟ができました。小学生の「弁当箱法」学習では見られない、高校生らしいこれらの行動に「さすが高校生」と感激しました。

詰めた弁当を大切に持ちながら教室に移動して、いよいよ食事。普段の弁当と比較しながら食べました。「ごはんが多すぎる」と言う女子生徒から、「いつもはもっと唐揚げが多いのに」と恨めしそうな男子生徒まで、それぞれが気づいたことを話しながらの昼食となりました。その後、普段の弁当との違いや感想を数名の生徒に発表してもらってから、調査票を使って学習を振り返ってもらいました。

『弁当箱法』はわかりやすかった」が8割

調査結果によると、「弁当箱法」の学習が「とても楽しかった」「楽しかった」と回答した生徒は88％と高く、普段の弁当の自己評価の高低に関わらず、多くの生徒が今回の学習を楽しいと感じてくれたようです。高校の先生からは「生徒が楽しく学習しているので驚いた。普段では見られない生徒の表情が見られた」との感想も。

「弁当箱法」が「よくわかった」「わかった」と回答した生徒は84％、「弁当箱法」は食事の栄養バランスを考えるうえで、わかりやすい方法だと「とても思う」「思う」生徒も84％と、概ね「弁当箱法」については伝えられたかと思いました。一方、自分に合ったごはんとおかずの量の目安が「よくわかった」「わかった」とした生徒は66％にとどまっていたことから、自分の食事を判断する〝ものさし〟にできたかどうかについては課題が残りました。

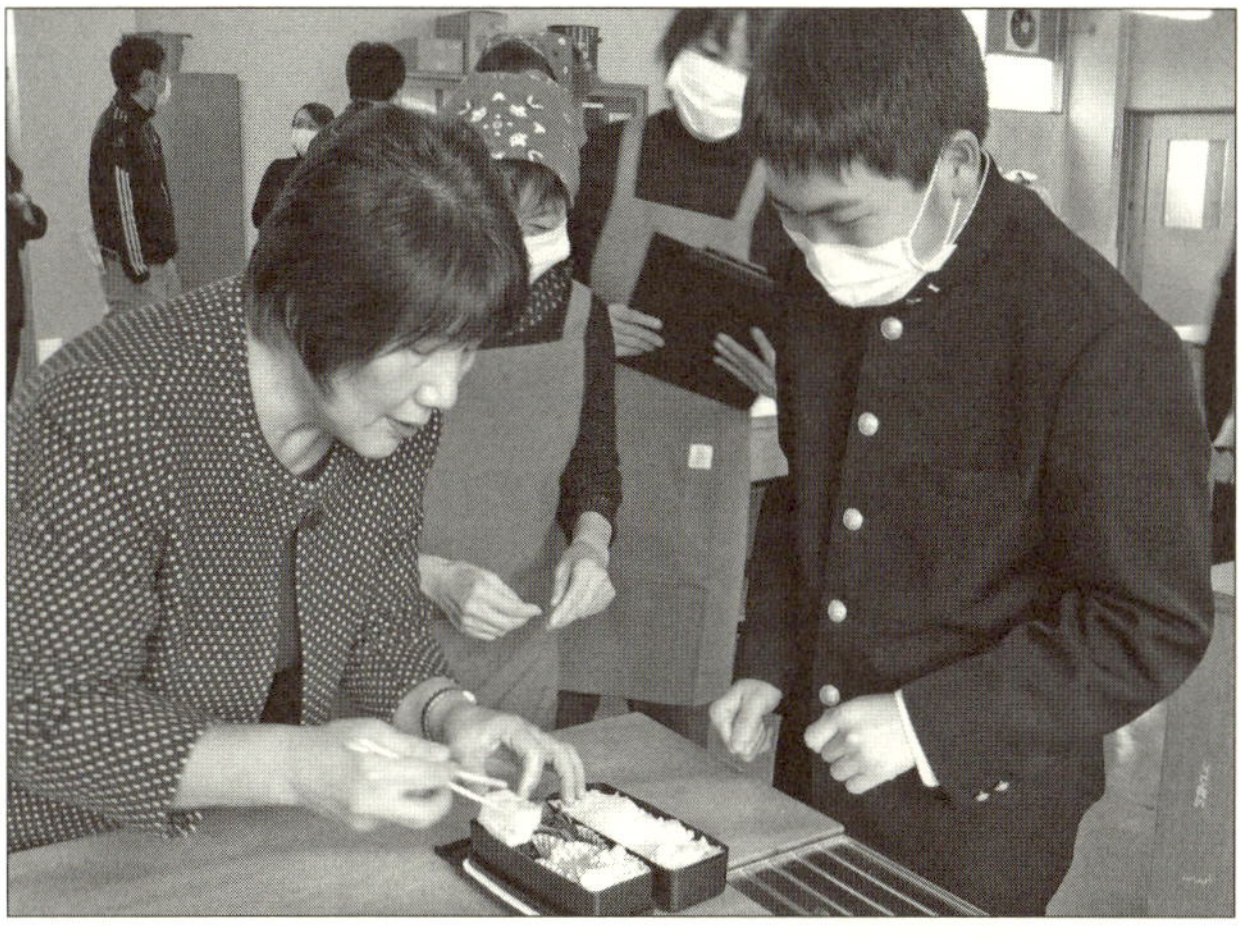

詰め方のチェックでは、「3・1・2」のバランスと共に、きれいな詰め方も伝えます。

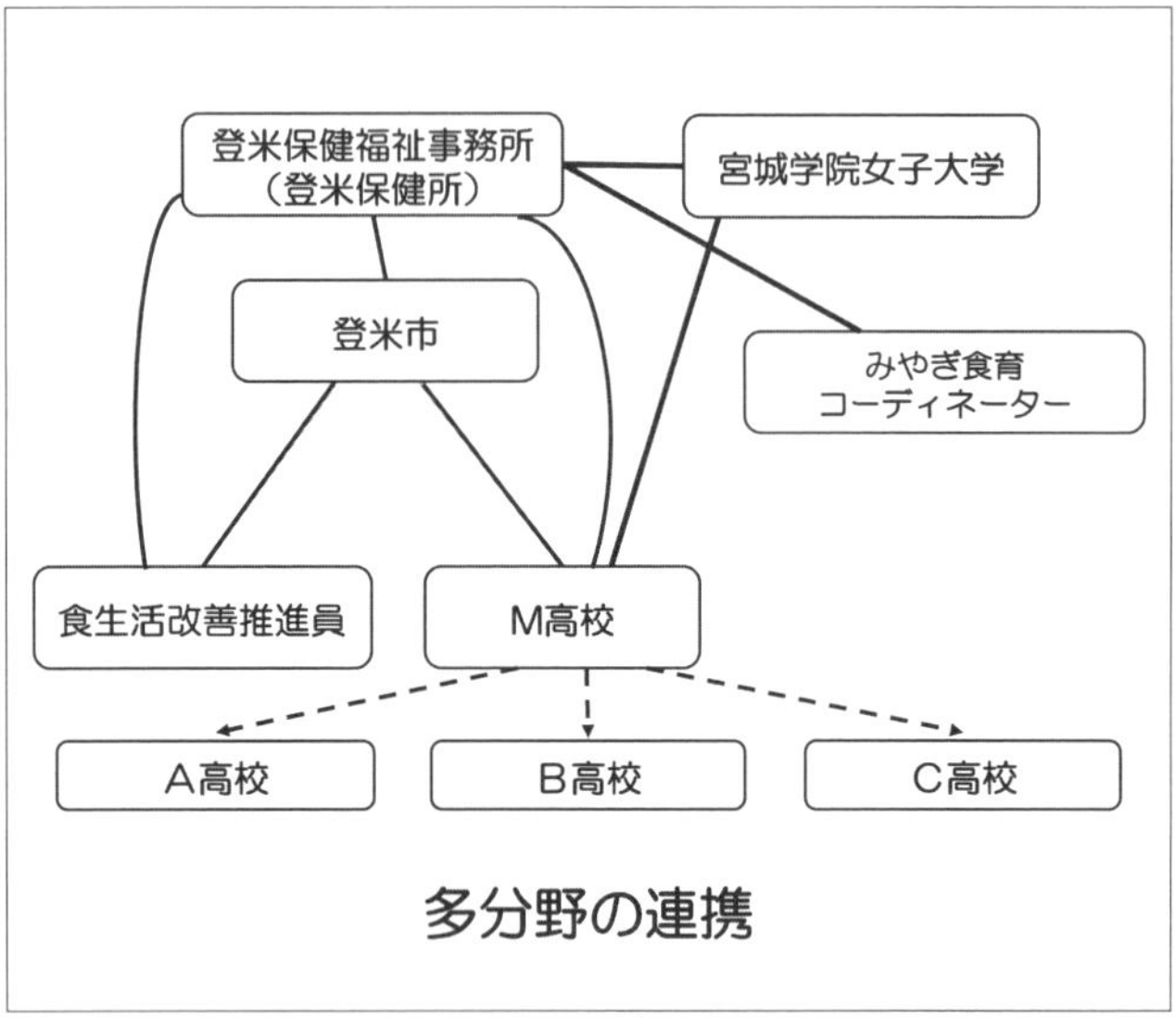

多分野の連携を図に表したもの。A・B・C高校へは、M高校の養護教諭から。

また、今後、「弁当箱法」の活用をしたいと「とても思う」「思う」と回答した生徒は43％、「弁当箱法」を活用することが「かなりできそう」「できそう」とした生徒は53％と、「弁当箱法」を自分の生活に活用しようと思う生徒は約半数にとどまってしまいました。

多職種の連携研修の場としても活用

この実践に関わる支援者は、みやぎ食育コーディネーター、食生活改善推進員、登米市栄養士、M工業高校教員、登米保健所の管理栄養士の総勢18名。今までは、登米市と高校、ときには食生活改善推進員の方も加わり実施していましたが、今回は高校、地域、行政、大学と多様な支援者が連携することになりました。そして、食生活改善推進員は教材の料理を調理し、みやぎ食育コーディネーターは教室で生徒支援のリーダーとなるなど、それぞれが得意なことを担当することができました。また、実施当日は、登米・栗原地域の高校（図のA・B・C）の養護教諭が見学参加するなど、連携の輪が広がりました。

さらに、今回の実践では生徒の人数が多いことから、連携して学習支援ができるために、事前研修も行いました。「弁当箱法」はバランスのよい食事が簡単にわかる方法ではあるのですが、そのねらいや科学的な根拠、支援する際の留意点などを支援者全員が共有しておく必要があります。また、事前研修は多職種が顔を合わせ、気持ちを寄せ合う場でもあるので、その点でも重要だったと思います。

実践するときのポイント

❶教材料理は惣菜を利用することで負担を少なく

「弁当箱法」では一般的に主食は白飯、主菜２品、副菜３品程度の料理が必要となります。それらの料理の準備が大変で、実際の学習にエネルギーが注げないようになってしまうのは本末転倒です。できあがった料理を購入するなどして、上手に準備しましょう。

❷多職種連携には調整役が重要

多職種連携のよさは言うまでもありませんが、スムーズにすすめるには多職種、多人数を調整する役割の存在が重要です。また、単なる連絡調整ではなく、目的に向かって多職種をうまく調整するコーディネーターとしての役割であるとさらによいですね。今回の実践では、この調整役は登米保健所の管理栄養士でした。県の機関として広く地域を見る仕事をしているからでしょうか、よきコーディネーターとして力を発揮してくれました。

畑と大学をつなぐリエゾンキッチン
――大学生に地場食材を伝える

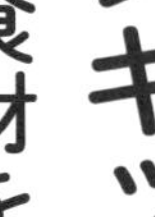

活動の主体者：大学生
活動の場：大学

〝生産から食卓まで〟は私の実践活動のキーワード。平本ゼミでは、宮城県産食材を使ったランチと、生産者や食材の情報をリーフレットで提供する活動を続けています。場所は学内の「うふカフェ」と言うカフェ・スペース。席数は50程度で、女子大らしいおしゃれな雰囲気です。

「スイーツ」に詳しいけれど「地場の野菜」を知らない若者たち

近年、スーパーマーケットに地場産品コーナーができたり、道の駅に多くの人が訪れるなど、人々が地場の食材に触れる機会が増えています。また、第3次食育推進基本計画（二〇一六）においても、重点課題として「食の循環や環境を意識した食育の推進」が掲げられ、食物の生産・加工・流通についての関心を高めることが提起されています。

一方、女子大生はスイーツには目を輝かせますが、地場の野菜にはあまり関心がありません。本学の調査では、地場産品を「意識しない」「あまり意識しない」と回答した学生が55％と半数でした。また、小中学校では給食を生きた教材とした食育がすすめられ、地場産品を用いた給食から学ぶ機会がありますが、大学生にはそのような場もありません。そこで、二〇〇九年からゼミ生が、地場産品を使用したランチと地場産品情報を記載したリーフレットを提供する活動（リエゾンキッチン）をはじめました。

被災地の食材や生産者の声を届けたい

二〇一一年の東日本大震災の年にも、リエゾンキッチンを実施しました。「リエゾン」とは、フランス語で「つなぐ」という意味。〝生産と食卓〟すなわちリエゾンキッチンは〝畑と大学のカフェ〟をつないで、野菜の生産や生産者の情報を伝える場ということです。

ゼミ生の花澤さん（福島県出身）と長倉さん（宮城県出身）が、ランチの提供をとおして、学生や教職員に被災地の食材に関心を持ってほしいと、「うふカフェ」で「カフェ・パレット」を開きました。店名の「パレット」は「被災地は暗い情報が多いので、彩りのある食材や料理で明るさを届けたい」という願いからだそうです。

塩竈市のワカメ加工業の志田さんからは、「工場が津波の被害を受け、産地の大船渡の被害も甚大で大変だったが、多くの人に励まされたことが力となった。わずかな在庫と他の海産物を加工し、来年はワカメを消費者に届けられるように営業を続けていく」という話をうかがいました。そして、ワカメはかき揚げどんぶりとサラダにしてランチとして提供しました。さらに、志田さんの写真やインタビュー内容をパネルにしてカフェに展示し、被災したワカメ加工の現状を学生や教職員に伝えました。

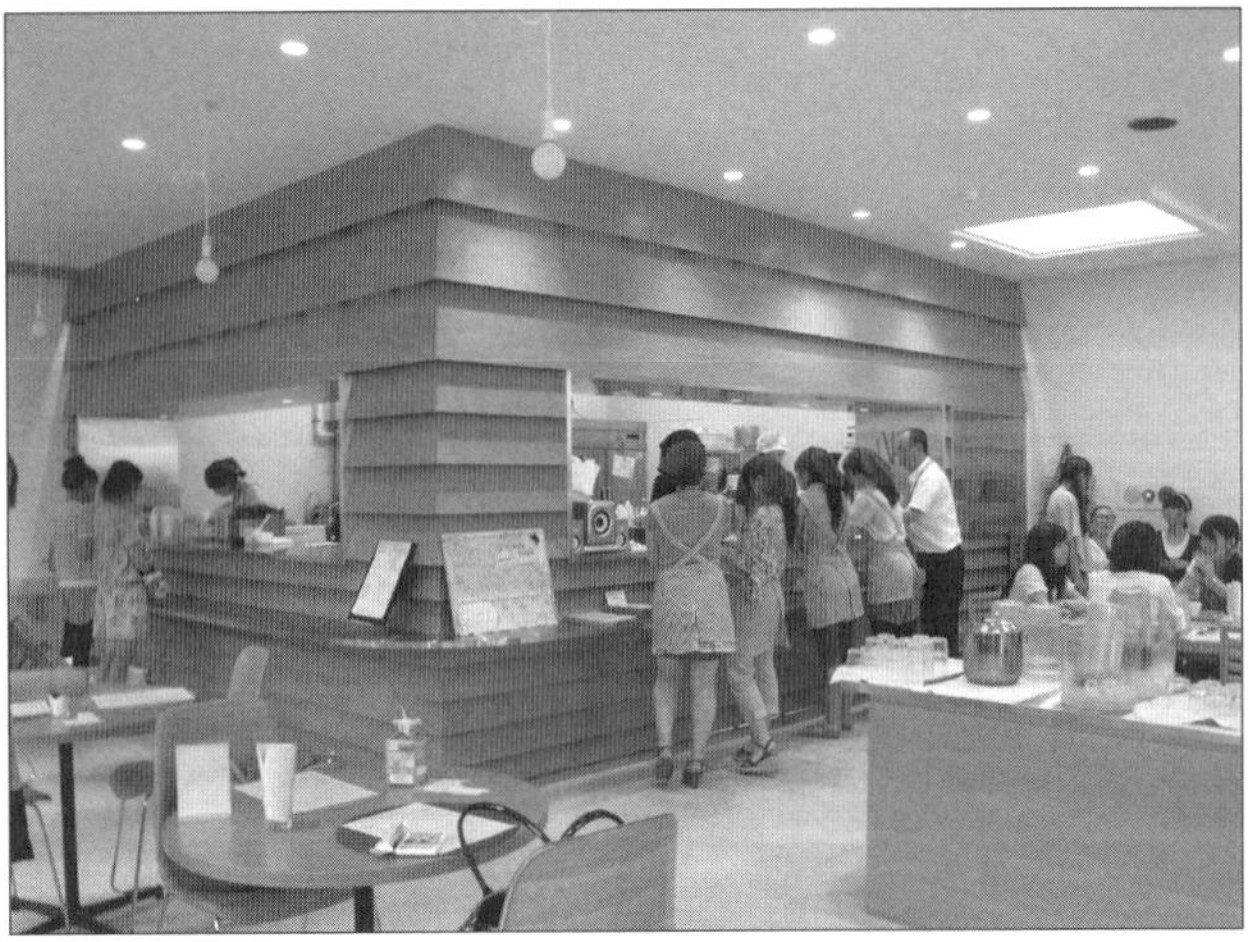

「カフェ・パレット」の店内。学生たちはおそろいのゼミTシャツ、エプロン、三角巾で活動をアピールしています。

福島の野菜に取り組み、悩む学生たち

花澤さんは福島出身だったことから、福島第一原子力発電所事故による風評被害に心を痛めていました。そして、インターネットを通じて、野菜農家についての情報を探したところ、福島の多くの生産者が風評被害に向き合いながら、がんばる姿を知りカフェで伝えたいと思いました。

さらに、SNSを使って野菜農家を探した結果、福島市の「わくわく農業クラブ」に協力をいただけることになりました。「わくわく農業クラブ」の方からは、「原発事故により、生産者も先が見えない不安を抱えている。消費者には不安過剰にならず、自ら正しい情報を得て判断してほしい」というメッセージを受け取りました。

一方で、花澤さんたちは福島産食材を使うにあたり、放射能についての情報の扱いに悩みました。実際に生産者にお会いしても正確なデータが得られないことや、そのことを生産者に求めることの難しさがありました。カフェでの情報提供のために「わくわく農業クラブ」代表の佐藤さんと電話でやり取りをしているとき、「そんなに我々を信用しないのか！」

と言われ、うまくすすめられない悔しさに涙ぐむ花澤さんの姿を見ることもありました。

結果的に「わくわく農業クラブ」からはジャガイモ、タマネギ、カボチャを使わせていただくことになり、7月にポテトサラダとカボチャのポタージュをカフェで出しました。3割程度の売れ残りが出て「やっぱり福島産は難しいのかなあ」と思いつつも、めげずに10月も実施しました。そのときに、花澤さんたちが「わくわく農業クラブ」の佐藤さんに次のような手紙を送っています。「拝啓　清々しい秋晴れの今日この頃いかがお過ごしでしょうか。さて、先日はカフェの食材提供をありがとうございました。後期カフェ1日目はおかげさまで完売することができました。佐藤さんからいただいたジャガイモはポテトグラタンに、タマネギはグラタンとサラダに、カボチャはプリンとして提供したのですが、多くの学生に好評でした。ゼミにいただいたトウモロコシも、ゼミ生と先生でおいしくいただきました。甘みがあっておいしかったです！　ありがとうございました」。これら福島の方々との関わりでは、どうにもならない難しさの中、若い学生たちの思いやがんばる姿が、復興への道を拓いていくのだと実感しました。

ランチ後のアンケートでは、「震災後、福島産であることを意識して食べるか」で「よくある」「ある」「ややある」と回答した学生は54％と、食べてくれた学生でも半数が福島産を意識していることがわかりました。ただ、どのように意識しているかはいろいろあるかもしれません。また、被災地の生産者や食材についての関心が「とても高まった」「高まった」「やや高まった」と答えた学生は89％と高く、今後被災地の食材を使用していきたいと「とても思う」「思う」「やや思う」との回答も97％だったことから、ゼミ生

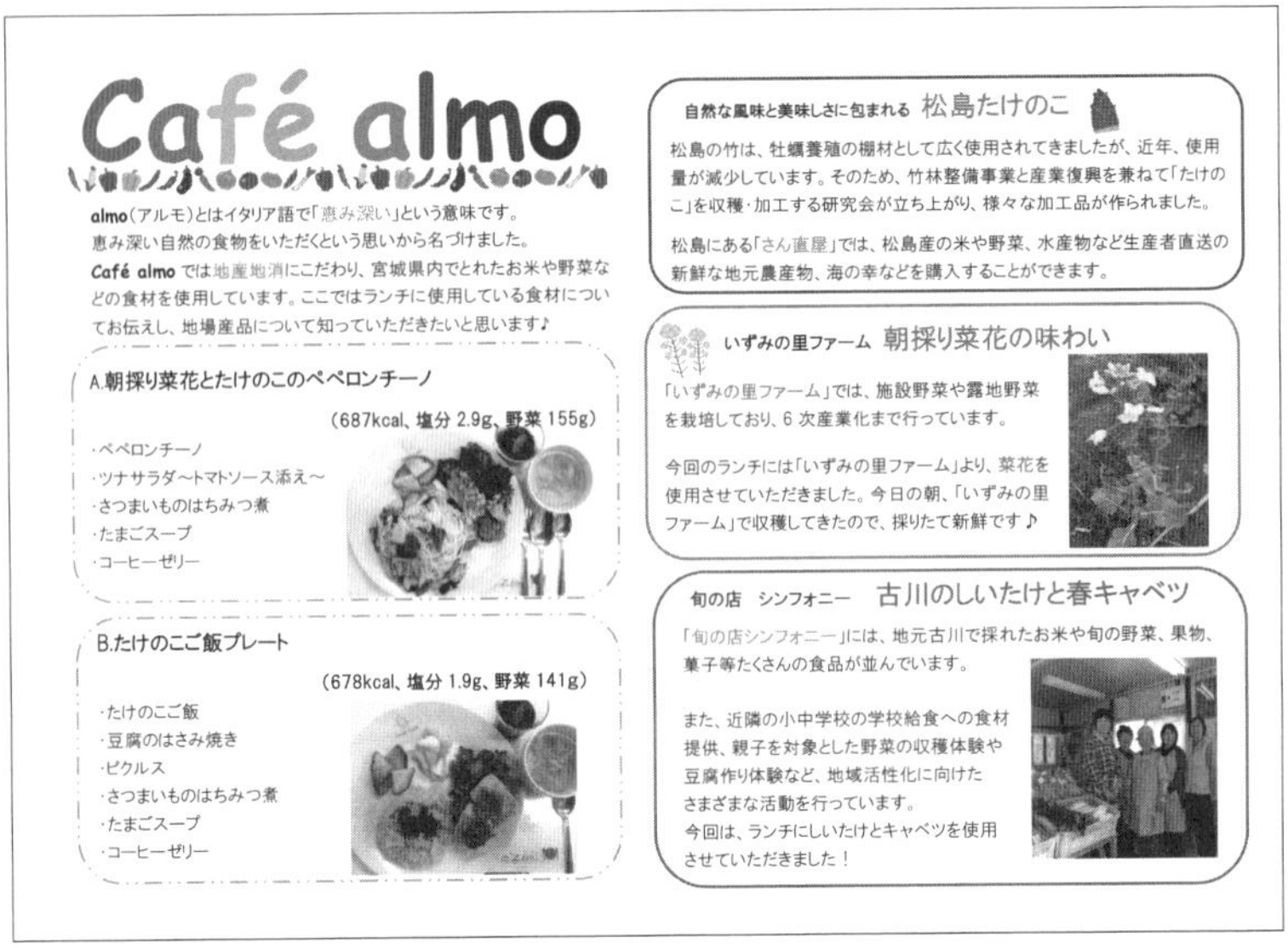

Café almo

almo（アルモ）とはイタリア語で「恵み深い」という意味です。
恵み深い自然の食物をいただくという思いから名づけました。
Café almo では地産地消にこだわり、宮城県内でとれたお米や野菜などの食材を使用しています。ここではランチに使用している食材についてお伝えし、地場産品について知っていただきたいと思います♪

A.朝採り菜花とたけのこのペペロンチーノ
（687kcal、塩分 2.9g、野菜 155g）
・ペペロンチーノ
・ツナサラダ〜トマトソース添え〜
・さつまいものはちみつ煮
・たまごスープ
・コーヒーゼリー

B.たけのこご飯プレート
（678kcal、塩分 1.9g、野菜 141g）
・たけのこご飯
・豆腐のはさみ焼き
・ピクルス
・さつまいものはちみつ煮
・たまごスープ
・コーヒーゼリー

自然な風味と美味しさに包まれる　松島たけのこ
松島の竹は、牡蠣養殖の棚材として広く使用されてきましたが、近年、使用量が減少しています。そのため、竹林整備事業と産業復興を兼ねて「たけのこ」を収穫・加工する研究会が立ち上がり、様々な加工品が作られました。
松島にある「さん直屋」では、松島産の米や野菜、水産物など生産者直送の新鮮な地元農産物、海の幸などを購入することができます。

いずみの里ファーム　朝採り菜花の味わい
「いずみの里ファーム」では、施設野菜や露地野菜を栽培しており、6 次産業化まで行っています。
今回のランチには「いずみの里ファーム」より、菜花を使用させていただきました。今日の朝、「いずみの里ファーム」で収穫してきたので、採りたて新鮮です♪

旬の店　シンフォニー　古川のしいたけと春キャベツ
「旬の店シンフォニー」には、地元古川で採れたお米や旬の野菜、果物、菓子等たくさんの食品が並んでいます。
また、近隣の小中学校の学校給食への食材提供、親子を対象とした野菜の収穫体験や豆腐作り体験など、地域活性化に向けたさまざまな活動を行っています。
今回は、ランチにしいたけとキャベツを使用させていただきました！

ランチと一緒に配布するリーフレット。生産者からの情報を読みやすくまとめて。

たちの小さな、しかし意欲的な取り組みは、被災地への応援になったようです。

ランチ（食事）で地場食材情報を届ける

ゼミ生たちは後輩に引き継ぎながら、毎年5月から7月まで週1回のペースでカフェを開いてきました。店名は年ごとに新しく変わります。担当する学生が自分たちの思いを店名に込めて、年度ごとに新装開店というわけです。毎年、学生たちは悩みに悩んで店名を決めています。いくつか紹介すると、地域（local）とつながる（connect）を合わせた「Café Loco」、「Café almo」（almoはイタリア語で「恵み深い」）、「Café Mahalo」（Mahaloはハワイ語で「ありがとう」）など、音の響きのよさと共に地域の食材を大切にする思いを店名に表現しているようです。

リエゾンキッチンの食材は宮城県内全域に広がっています。例えば、二〇一七年度では、県北の「漢方三元豚」、三陸の「銀ザケ」、宮城県開発推進の米「金のいぶき」。野菜については、仙台市内の「もろやファーム」から県北の大崎や築館の農業者を訪れて取材をしました。また、ランチは学生の懐具合を考えると価格は500円以上にはできません。加えて、栄養面も大切です。エネルギー量は600〜700キロカロリー程度、野菜は100グラム以上、塩分は3グラム以下を目安にして、メニューを考え、何度も試作をします。例えば、5月のタケノコを使ったランチ（P94）では、「タケノコのペペロンチーノ」は687キロカロリー、野菜155グラム、塩分2・9グラム。そして、コーヒーゼリーのデザートもついて500円。各30食ずつの提供ですが、完売する日もあれば売れ残る日もあり、学生たちも悲喜こもごもです。学生たちはこのような経験を重ねる中で、生産者の方々とのやり取り、人に選んでもらえる〝売れる〟メニュー、原価計算、スタッフのシフトづくりなど、さまざまなことを学び、1年後には大きく成長していきます。

実践するときのポイント

❶飲食店業者との連携

学生が活動させていただくのは、通常、営業しているカフェ。食材の発注から厨房での調理作業まで、カフェの方々の協力は必須です。お互いに気持ちよくすすめるためには、前もって、またその都度ていねいに打ち合わせていくことが大切です。また、営業ですから利益も出なければなりません。

❷営業と学生教育のバランス

実際の営業に関わることなので料理のできばえ、お客への対応、利益なども一定のレベルが求められます。一方で、学生がこの体験により成長できる教育の場でなければなりません。これら両者のバランスが重要で、どちらかが行きすぎてもよくありません。

野菜栽培に関わる若者との交流
―農業高校の生徒たちとの実践

私の大学のゼミでは、食材の生産者とのつながりを大切にしてきました。二〇〇九年からはじめた、宮城県農業高校の生徒の皆さんや先生方との交流もそのひとつ。ゼミ生たちが参加させていただいた、全校生徒による田植えは壮観でした。ただ、その田んぼも、二〇一一年の東日本大震災で大きな被害を受け、移転せざるを得なくなりました。その後、新校舎での野菜栽培が再開し、年に一度の小さな交流が続いています。

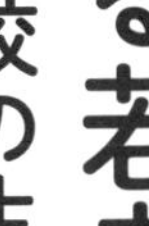

活動の主体者：高校生・大学生

活動の場：高校・大学

これから育ちゆく若い生産者ともつながりたい

畑とキャンパスをつなぐリエゾンキッチン（P90）では、野菜などの食材の生産者とつながり、それらの食材を用いたランチと生産者情報を提供してきました。そして、連携してくださる県内外の生産者の方もあり、〝リエゾン（つながる）キッチン〟としての活動も軌道に乗ってきました。そこで、リエゾンキッチンが大学生の活動なので、生産者も、これから育ちゆく若者もよいのではないかと思いました。実はリエゾンキッチンを行っている学内カフェ「うふカフェ」の「うふ」は、フランス語で卵という意味で、これから育ちゆく源泉としての思いから名づけられているのです。ですから、「うふカフェ」は学生たちが実験的な活動を行う場なのです。

さっそく、県内の農業高校に連絡してみました。まずは、リエゾンキッチンでのランチに使う米をお願いできないかというものです。農業科の先生が早々に対応してくださいました。私たちの活動は食材（米）を提供してもらうだけでなく、その食材の生産についてもランチを食べる学生に伝えることなので、「学校にうかがってもいいですか？」と言うと、「はい、どうぞ！」と快い返事が戻ってきました。あまり考えすぎないで、まずはやってみるのが平本ゼミのやり方。早々に、リエゾンキッチン担当のゼミ生3名と県南にある宮城県農業高校（以下、宮農）を訪問しました。

宮農では田んぼや畑だけでなく、牛・豚・鶏から馬まで飼育していて、学生たちは恐る恐る触っ

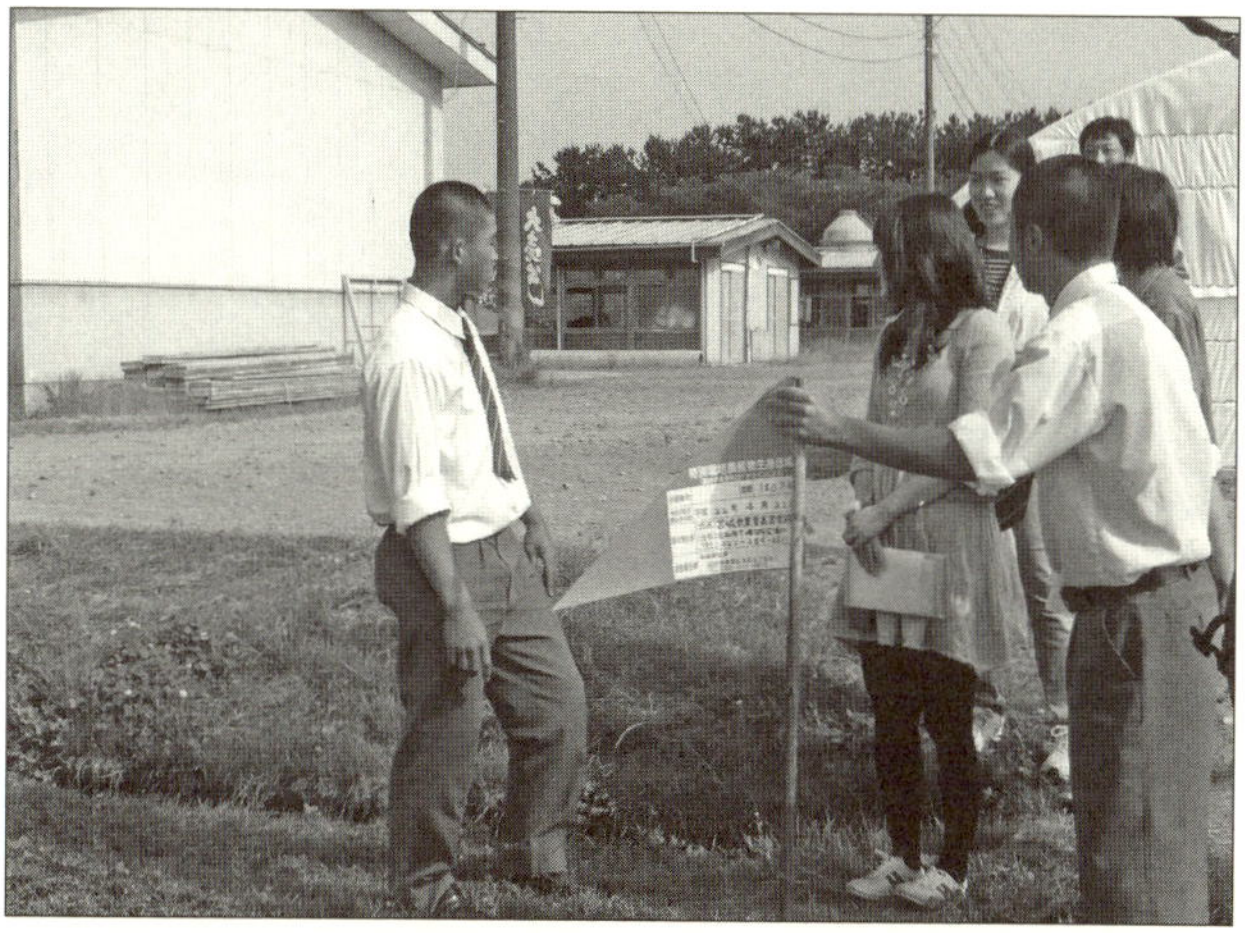

農業科の生徒がゼミ生たちに「特別栽培農産物生産ほ場」の説明をしています。

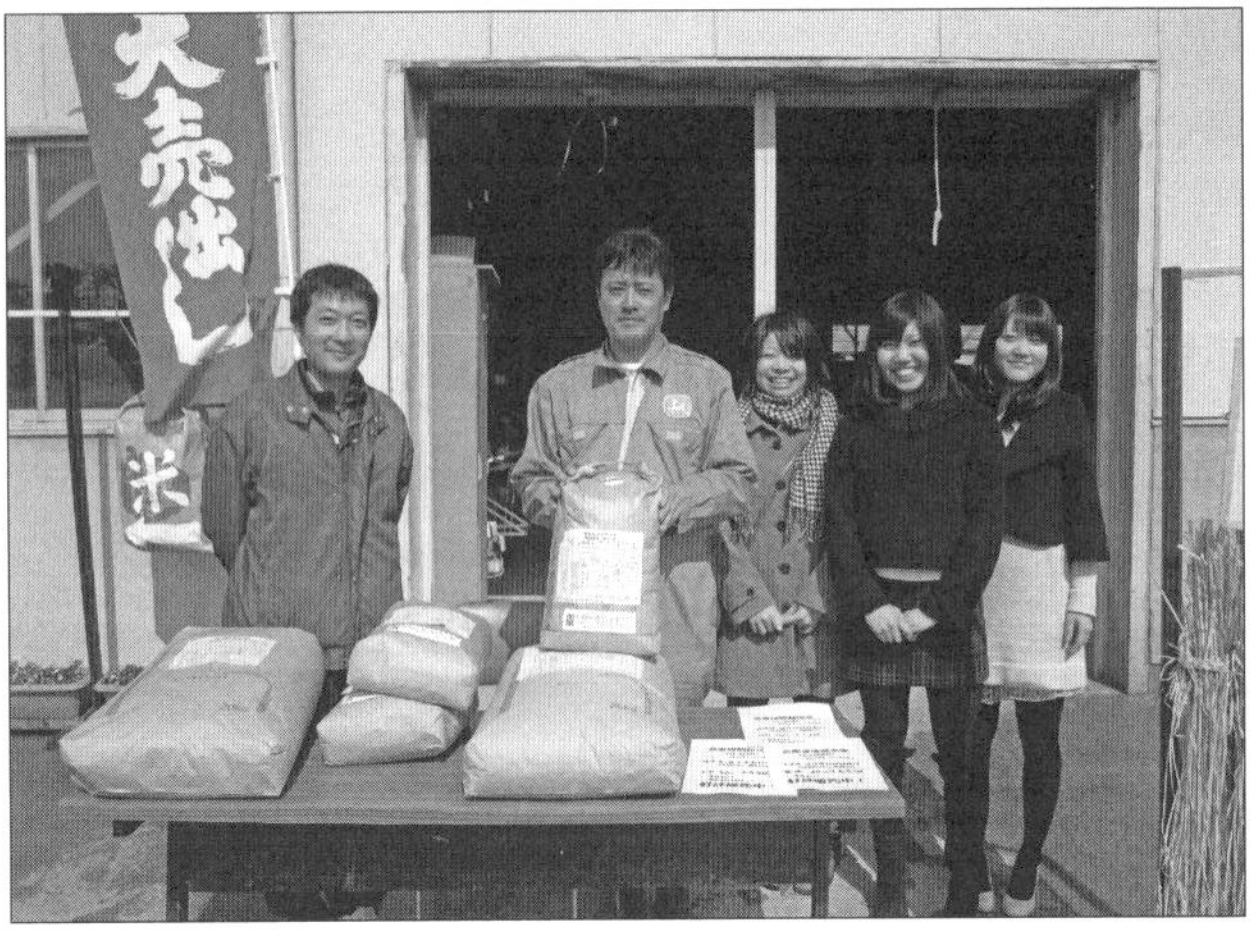

「宮農特別栽培米」を囲んで、農業科の先生方とゼミ生。

たりしていました。米のほ場（田んぼ）では、「特別栽培農産物生産ほ場」と書かれた旗が立てられ、高校生のちょっと恥ずかしそうな説明を聞いて、実験的な栽培がされていることがわかりました。そして、農薬使用を抑えた「宮農特別栽培米（ひとめぼれ）」30キログラムを購入。また、宮農では5月に全校生徒による田植えがあるということで、「学生さんも来ませんか？」の声にふたつ返事で「うかがいます！」と、田植えの大変さも知らずに答えてしまいました。後日、田植えに参加したゼミ生に感想を聞くと、「あんなに大変だと思わなかった。でも、大勢でやったのでおもしろかった」とのことでした。

野菜栽培の高校生たちとも交流

米での交流がはじまってしばらくたった頃、生活科の先生から「栽培した野菜を使って、高校生と大学生の交流ができませんでしょうか？」とお誘いを受けました。また、県内の伝統品種のサツマイモをいただく機会がありました。そのサツマイモは安納芋系のもので、黄色みが強く、しっとりとしていて、独特のコクがありました。

ゼミ生たちがさっそくスイートポテトにしてみたところ、何ともおいしいものができあがりました。そして、大学祭で「宮農のサツマイモでつくったスイートポテト」として販売したところ大評判となり、その後、代々のゼミ生に引き継がれて現在も続いています。その間、不作の年や東日本大震災もあり、宮農からおいしいサツマイモをいただくことはできなくなりましたが、そこは平本ゼミ生。サツマイモにカボチャを少々加える、スパイスの調合を工夫するなどして、当初の味をキープしています。ある年の大学祭には宮農の高校生も来てくれて、来場者にスイートポテトをアピールしてくれました。

また、年1回、9月の土曜日に宮農生数名とゼミ3年生10名が、宮農の野菜を使った食事づくりをはじめました。8月になると、先生から「どんな野菜を持っていけばいいですか？」とメールが届きます。そこで、使える野菜をあげてもらい、ゼミ生たちが事前にメニューを考え、レシピを作成

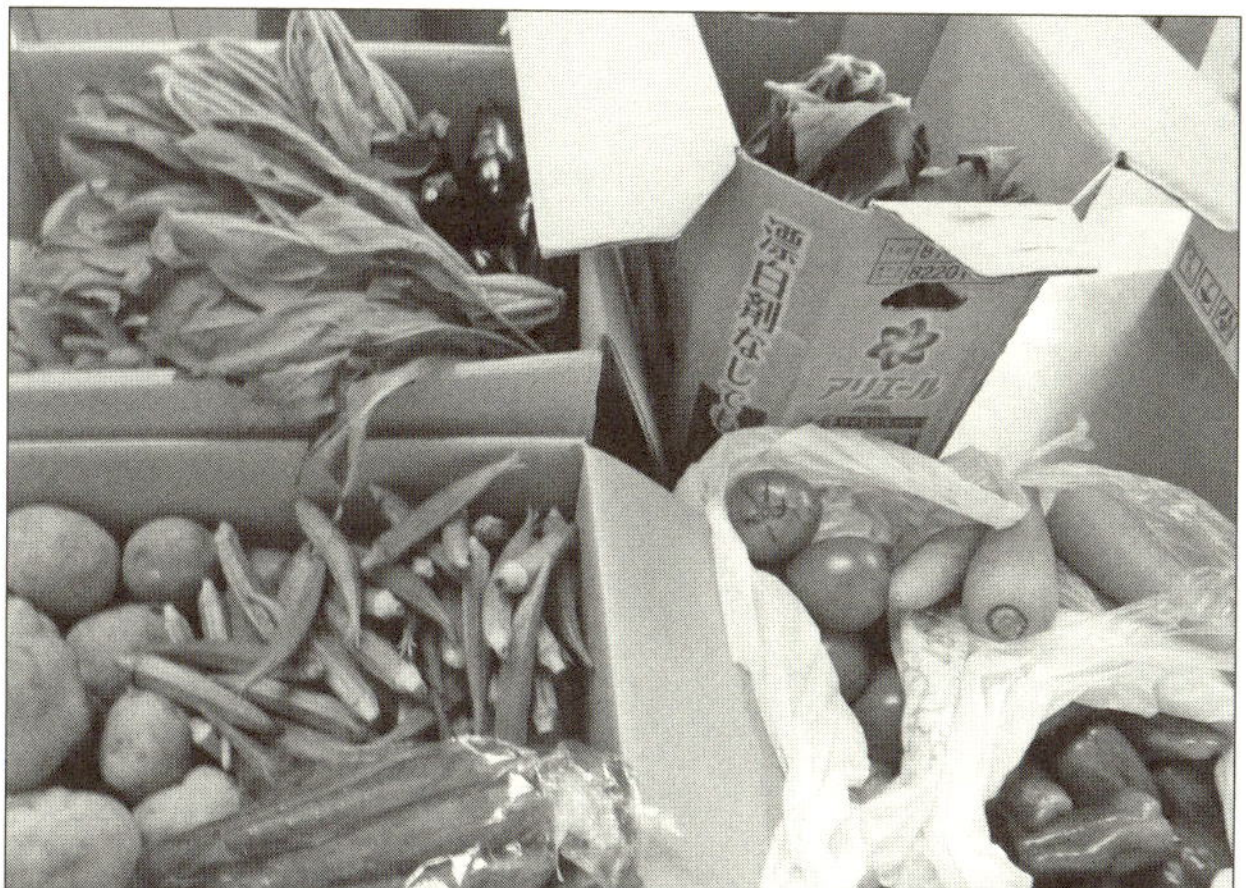

毎年、宮農からたくさんの野菜が届きます。ニンジン、ピーマン、トマト、オクラ、ジャガイモ、ナス、ホウレンソウなど。

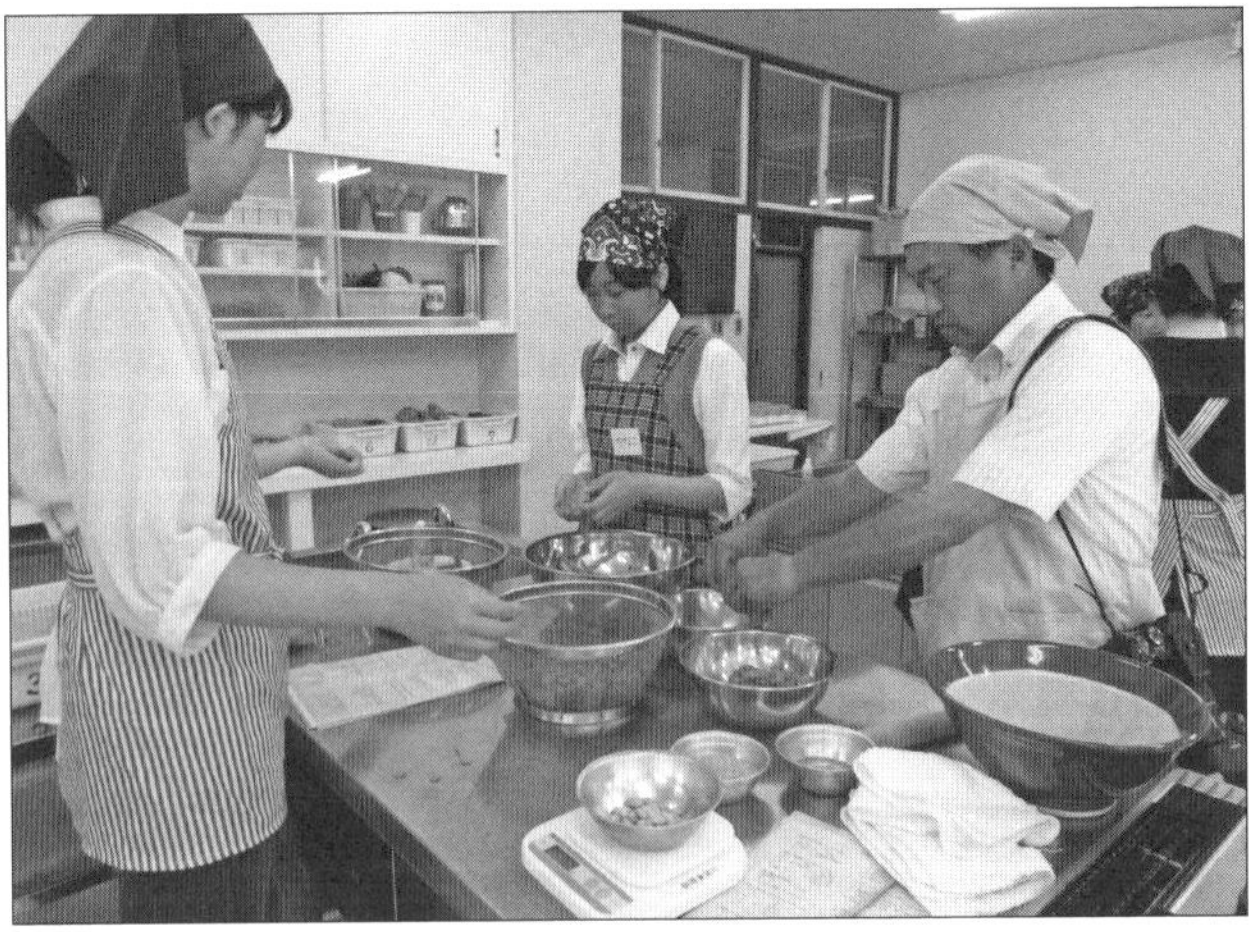

先生(右)も一緒に枝豆の皮むき。自然と会話が生まれます。

します。せっかく、毎日弁当を持参している高校生なので、「3・1・2弁当箱法」（P84）を使って、野菜たっぷりでバランスのよい弁当（食事）づくりをゼミ生たちが高校生に伝えます。また、宮農生はスライドを使って、野菜の栽培について説明してくれます。このように、お互いに教え合う交流です。

さらに、「3・1・2弁当箱法」では主食は一般的には白飯ですが、宮農バージョンでは枝豆ごはんが定番。ある年、枝豆をたくさん持って来られたので、ゼミ生が枝豆ごはんにしたら、先生がすごく喜んでくださり、以降、枝豆ごはんは他のものにゆずれない料理になっています。宮農からの野菜はナス、キュウリ、ピーマン、タマネギ、ジャガイモ、カボチャなど。ですから、ゼミ生たちは毎年、副菜料理のバリエーションを考えるのが大変です。例えば、ナスでは煮物、サラダ、フライパン焼き、マリネなど、毎年、新しいレシピに挑戦しています。でもたまには偶然のレシピも登場します。あるとき、肉じゃがを煮ていたグループが余っているピーマンを入れたところ、それがなかなかおいしかったということもありました。

ときには、「ニコニコキッチン」（P18）の小学生が参加することもありました。「ニコニコキッチン」の子どもたちは「3・

1・2弁当箱法」も知っており、料理づくりにも慣れているので、高校生が小学生に聞きながら、料理をつくったり、弁当を詰めたりする場面もみられました。また、小学生が加わるとなぜか大笑いが増え、世代間交流のおもしろさを実感しました。

二〇一八年は、野菜スイーツをつくってみたいというリクエストだったので、スイーツが得意なゼミ生が担当してくれて、カボチャのケーキや米粉のシフォンケーキにチャレンジしました。このように、高校生たちが栽培した野菜を囲んで、多様な形の交流が生まれ、若い世代（大学生、高校生、小学生）が、野菜の生産とおいしい食べ方をつなげています。

実践するときのポイント

❶人脈は“あるもの”ではなく“つくる”もの

実践をはじめるとき、誰か協力してくれる知り合いがいないかと探します。そして、まわりにちょうどよい人がいないと仕方がないと諦めてしまうことがあります。しかし、よく考えてみると、知り合い（人脈）は最初からあるわけではなく、運よく人から与えられるのはただ幸運だったということではないでしょうか。ですから、知り合い（人脈）は自分でつくるものだと思います。大概の人は、一生懸命な人には応えてくれるものです。この活動も農業高校にした1本の電話から、10年以上の活動に育っているのですから。

❷活動を長く続けるには無理をしない

この活動は年に1回という小さな活動です。しかし、それを10年も続けていくと互いによい関係がつくられるものです。どんな小さな活動でも、続けることで新たな果実が生まれると思います。無理をしないで、できることを続けていくことも、食育実践のコツのひとつではないでしょうか。

調理技術から食事構想力へ
―管理栄養士養成における調理学教育

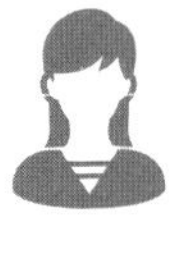

学習者：大学生

活動の場：大学

私は管理栄養士養成課程の調理学教育に長く関わってきました。この実践では食事を構成する料理のつくり方は、料理本やネット上のレシピではなく、暮らしの中にあることを伝えるために行ったものです。このことは調理学の師である上田フサ先生の教えであると共に、私が学生たちと関わる中で培われた問題意識でした。

「いり煮」づくりに出会う

宮城学院女子大学に赴任した年の夏、同僚の教員から「山形に聞き取り調査に行くから一緒に行かない？」と誘われ、同行させてもらいました。調査では家庭を訪問して話を聴くわけですが、そのときにお茶と一緒に出されたのがナスとピーマンの「いり煮」だったのです。私ははじめて食べる料理に興味津々。「これはどのようにつくるのですか？」「名前は？」と質問すると、「昔からつくっているけど、別に名前なんてないわよ。材料は何でもいいのよ。ある野菜をさっと炒めて、ちょっと煮るだけ。すぐできるんだから」と。私は「食材は何でもいい」「すぐできる」「昔からしていた」のキーワードに驚き、ワクワクしたのを今でも覚えています。

私は前任校で、人々の嗜好性の高い野菜の性状についての研究をしていました。しかし、研究を続けるうちに、人々が野菜を食べる営みには野菜（食品）そのものだけではない他の要因（調理のしやすさ、価格など）があるのではないかと思うようになりました。このことはその後、足立己幸先生のもとで食生態学を学ぶことになったきっかけでもあります。これらのことから、身近な野菜を短時間で調理し食卓にあげる「いり煮」づくりに、すっかり魅せられたというわけです。

教育実践による問題意識―身近な食材（野菜）を活用できない

私は大学生の食事づくり教育に携わる中で、身近な食材を活用する食事づくり力に注目するようになりました。なぜかと言うと、女子大学生の食事内容は、脂質エネルギー比が高く、野菜摂取量が少ないからです。また、食事づくり経験が少なく、食事を準備する力が習得されていないことも。さらに、彼女らはマスメディアやネット情報には敏感ですが、身近な食材を臨機応変に活用できる力が足りないことがわかりました。中でも、野菜は多種に及ぶことからその傾向が顕著でした。加えて、「人間・食物・食環境の関わり」（P133）の図からもわかるように、野菜の生産や流通がよくなったとしても、それらを食卓に取り込む力、すなわち料理づくり力・食事づくり力がなかったら、この循環がうまく回っていかないのではないか、という問題意識もありました。

ニラいり

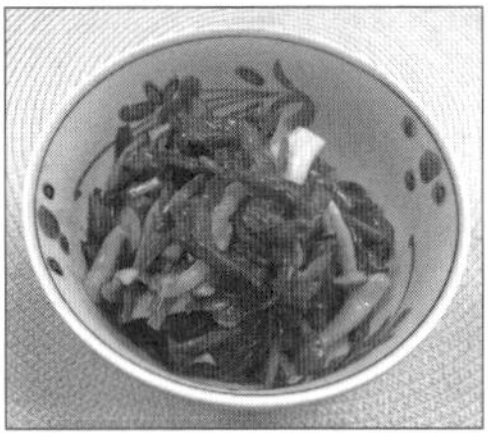

ナスいり

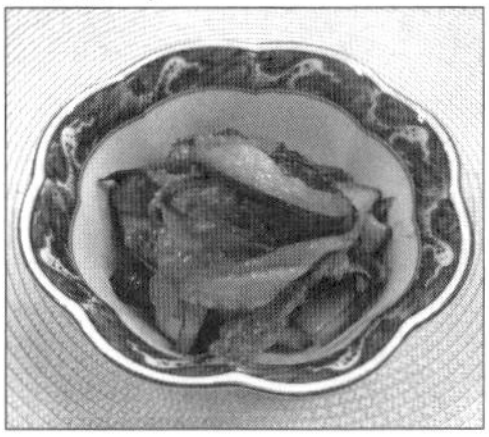

ゴボウいり

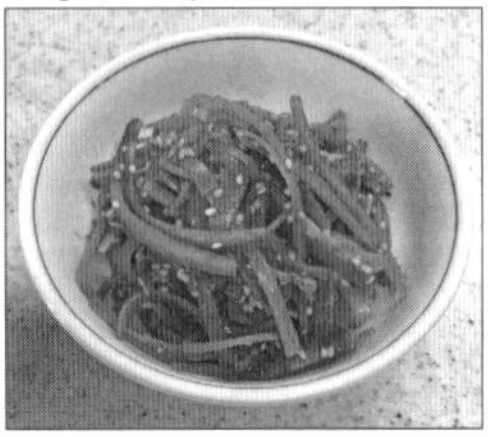

ひきいり

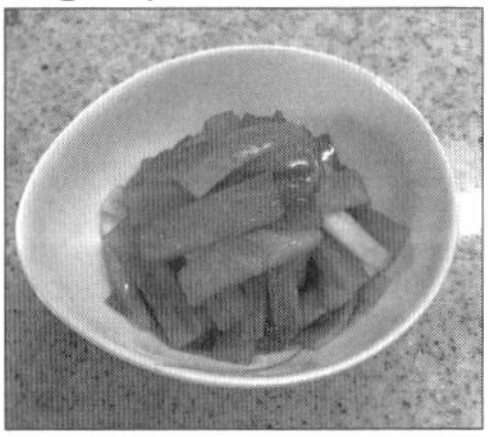

身近な食材を活用する力を育むための学習

そこで、「いり煮」づくりを教材にして、身近な食材を活用できる食事づくり力学習を計画しました。「いり煮」については理論編Ｐ１４８に、詳しい内容を記載しましたので参考にしてください。なお、食事づくり学習で料理づくりを教材としたのは、食事づくり経験の少ない学習者への導入段階では、食事全体を視野に入れつつ、食事の構成要素である料理づくりを教材とすることが適切だと考えたからです。学習者は1年生１００名で、宮城県出身者が65％、東北他県19％。独居24％、家族と同居62％、寮など14％で、核家族と拡大家族がほぼ半々でした。

学習プログラムは、二〇一二年5月に調理学実習の授業で、「いり煮」調査結果を用いて「いり煮」とは何かを説明し、地域の伝統的な日常料理で食材や調味は自由に展開してよいことを伝えました。その後、季節の代表的な「いり煮」である新キャベツと新わかめの「いり煮」を実習しました。その後、協力を募った42名（実施群）に、自宅での身近な材料を用いて、自分の生活に合った「いり煮」づくりを行い、3回以上レポートすることとしました。

「いり煮」づくりは、身近な野菜の活用力を育てる

結果として、実施群は非実施群に比べていくつかの効果がみられました。1点目は「自分のライフスタイル（暮らし）に合った食事づくりができている」という評価が高いことです。また、具体的に「身近な食材を使った食事づくりができているか？」「いり煮は身近な食材をうまく使う料理と思うか？」の質問でも、実施群は非実施群に比べて有意に高い結果でした。2点目は、野菜の旬についての知識の向上です。「いり煮」をつくるうえでの食材の選択経験が、食材の知識を高めることにつながったと考えられます。3点目は、「いり煮」づくりの自己効力感の向上です。「いり煮」づくりは簡便なことから、身近な食材を使って、〝自分流に〟につくれることが、学習者の自己効力感を高めることにつながったと考えられます。

食事づくり力の構造とは、またその形成とは

最後に、この実践をとおして、改めて、食事づくり力の構造（P144）とその形成について考えてみたいと思います。まず、〝計画（構想）する〟力を育むことの重要性です。「いり煮」づくり学習では、実際につくる力よりも、前者の構想する力、すなわち身近な食材（野菜）を、身近な人の嗜好や食費、調理時間などのさまざまな生活条件に合わせて計画する力が、主な学習課題であったわけです。食事づくり力教育では、調理の知識や技術の習得が学習課題とされることが多いのですが、実際の生活では、食材や人々のライフスタイルは多様であることから、むしろ、それらの多要因に合せて料理や食事を選択できる力が必要ではないかと思います。

お年寄りに「食の思い出」を聴く
――食をとおした世代間交流

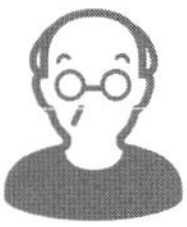

活動の主体者：高齢者
活動の場：地域

私のゼミでは数年前から、学生が認知症傾向のお年寄りに昔の料理づくりの話を聴く活動を行ってきました。すると意外にも、鮮明に料理のつくり方を話されたり、普段みられないうれしい表情をされることがありました。ただ、料理づくりの話だと女性だけになってしまうことや、大学生にとって認知症傾向の方とのコミュニケーションは、難易度が高いという課題もありました。そこで、最近は地域で暮らしておられる元気なお年寄りに「食の思い出を聴く」活動を行っています。

「大変自慢」は楽しい！

大学周辺の桜ヶ丘地区は、仙台で二番目に高齢化率が高いことを既にお伝えしました。「食の思い出を聴く」では、各町内会集会所で2～3名のお年寄りに、2名の女子大学生が話を伺うというもの。二〇一七年度は7町内会で、68歳から93歳までのお年寄り18名にお会いしました。ただ、残念ながら男性は2名でした。

学生の「昔の食に関わる思い出の話を聴かせていただけますか」にはじまり、話を聴かせていただく時間は1時間程度。学生手づくりのお菓子とお茶を前に、最初はお互いに緊張ぎみですが、しばらく経つと笑い声が聞こえるようになります。学生たちの「へえ、そうなんですか！」と驚く顔に、お年寄りはうれしそう。「白いごはんなんか食べられなかったんだよ。ダイコンやジャガイモでかさ増しするの」「おかずなんて、納豆があったらまだいいほう。卵はみんなでわけて食べるんだよ。今じゃ考えられないでしょ」等々、昔は食べ物がなくて大変だったことを嬉々として話されます。いきいきとした表情で、まるで自慢話のようです。そこで、私たちはこれらの話を、お年寄りの「大変自慢」と名づけました。「大変自慢」は、お年寄りから若者が「食の思い出を聴く」ことのキーワードですね。

他にも「こうやって話してみると、昔はい

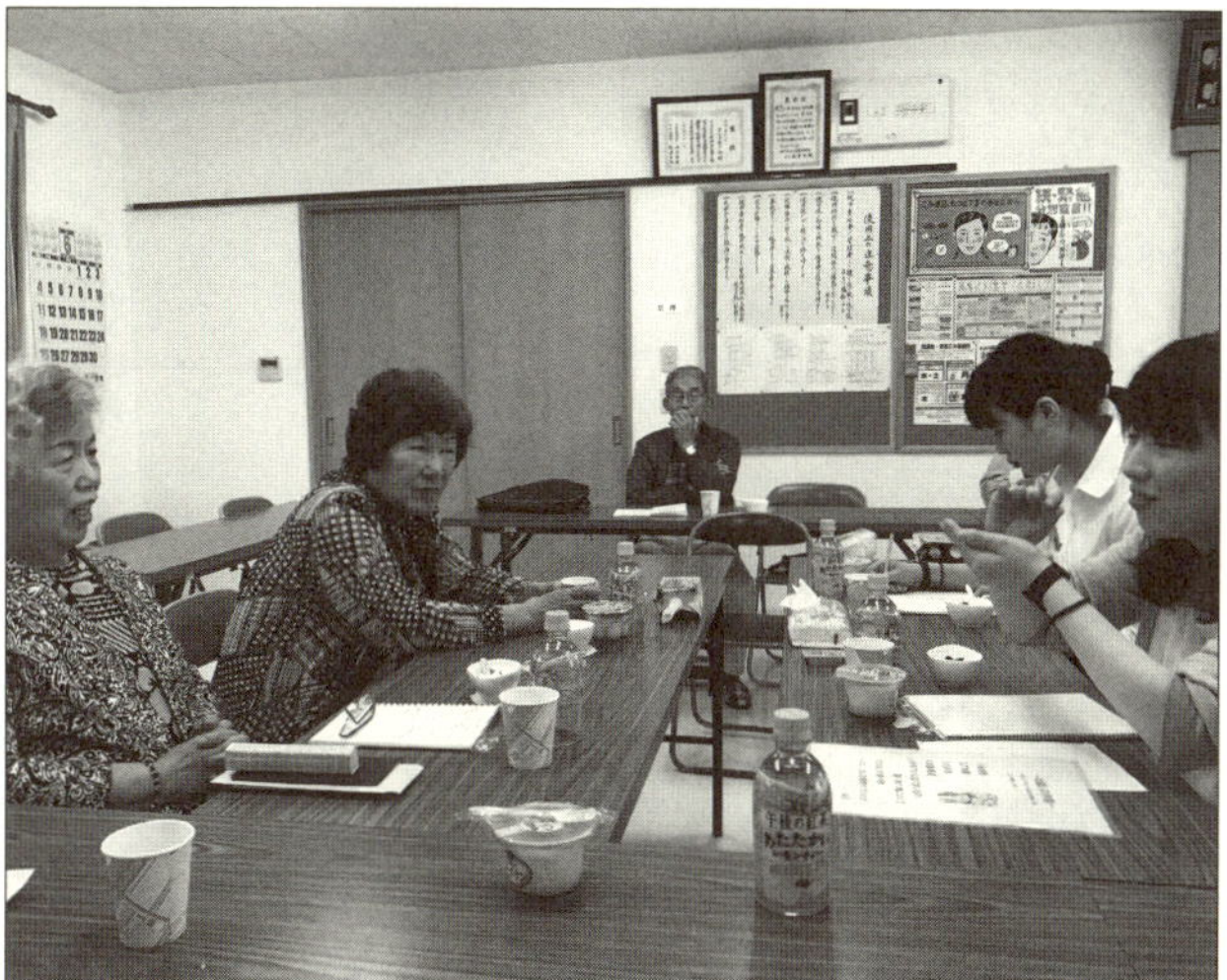

話を聴くときの人数は、2名ずつくらいがじっくり話ができて、ちょうどよいです。

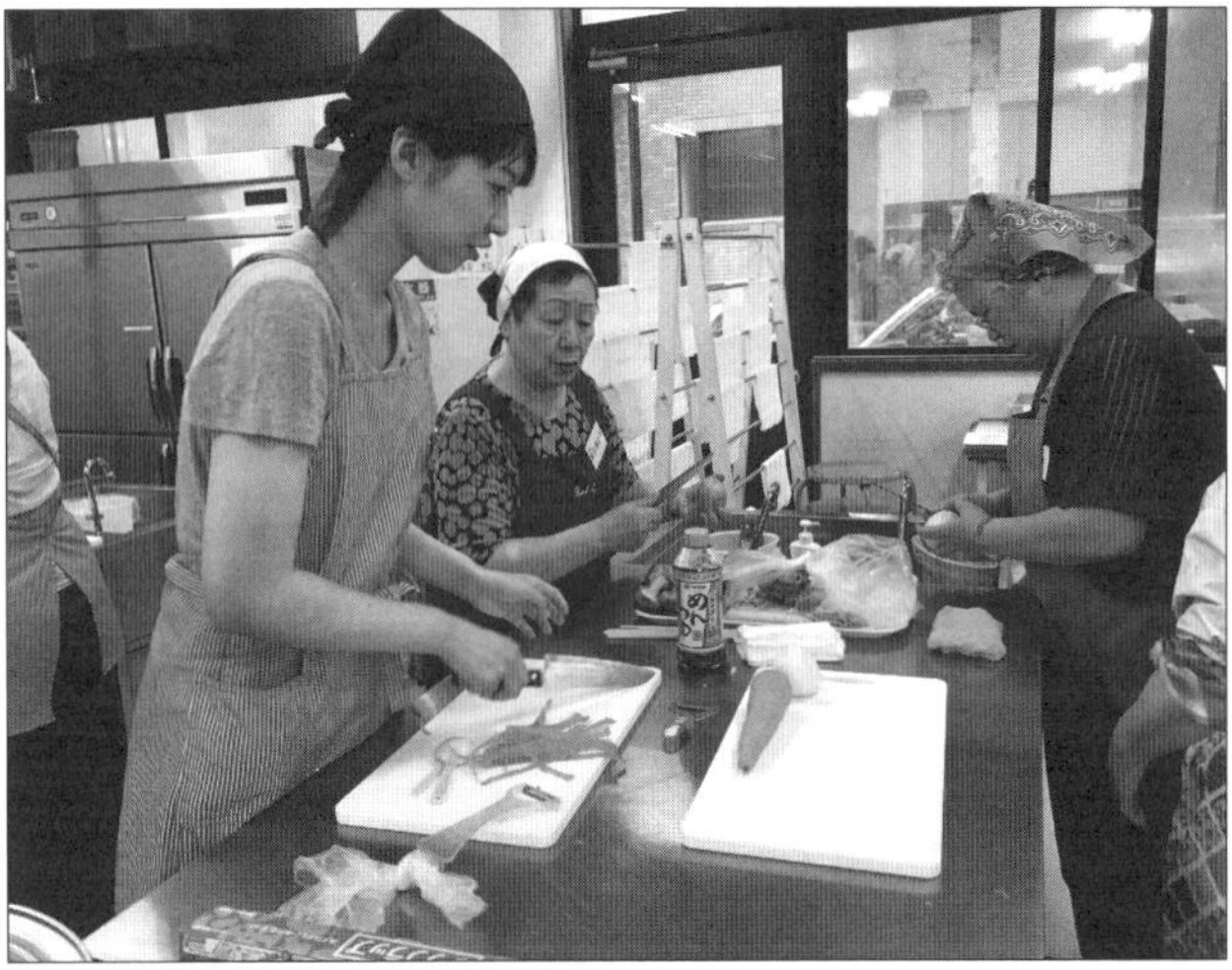

学生は、お年寄りの手の早さについていくのが大変。何度も聞き直ししながらのやり取りが、お年寄りを元気にするようです。

ろいろ手をかけたものを食べていたわね」「子どもの頃は、月に1回はお餅ついていたの。杵で」等々、懐かしそうに話されたり、「久しぶりに若い人と話をしたのでうれしかった」と喜んでいただけたりと、当初考えていた以上に心が通い合うひとときとなりました。

「料理づくり」が高める自己効力感

食の思い出を聴くことも楽しいのですが、せっかくなので実際につくってみようということになりました。18名中10名が参加され、いずれも女性でしたが、町内会の役員はほとんどが男性なので、結果的に男女比は半々。つくった料理は「おくずかけ（仙台ではお盆に食べる実だくさんの汁）」「はっと汁（小麦粉をこねて伸ばした『はっと』が入った汁）」「ジャガイモごはん」「クジラのみそ焼き」「煮しめ」など。他に、お年寄りからの話に必ずというほど出てきた、臼と杵で餅をつくことも。そして、町内会を回って話を聴いた学生10名が加わり、お年寄りから料理づくりを教わりました。

実際の料理づくりは話を聴くことと違って、身体も五感も使います。「ダイコンの切り方はこうね」「もっと力を入れてこねるのよ」「ほら、いい匂いがしてきたでしょう？　こんな感じになったら味をつけるのよ」等々、お年寄りはうれしそうに学生に教えてくれます。学生も「こんな感じでいいですか？」とダイコンの厚さを聞いたり、一緒に味見をしたり。

男性陣も見ているだけではありません。お餅のずんだ（仙台では茹でた枝豆をすりつぶして砂糖を入れて餡をつくる）づくりでは、茹でた枝豆の薄皮をひとつずつむかなければならないので、手のあいた人は総動員。〝手のかかること〟は人を寄せてくるんですね。「子どもの頃、手伝わされたよなぁ」「すり鉢を押さえるのが子どもの役割だったよな」など、ワイワイ言いながら皆さん笑顔がいっぱいです。

こんなやり取りがあったからでしょうか、後日のアンケート調査では、この料理づくりは思い出の話を聴いたときよりも、お年寄りの自己効力感がぐっと高くなることがわかりました。これには私も学生も驚きました。そして、改めて料理づくりの力を実感しました。

「こんなに楽しい時間は久しぶりです」

できあがった料理を、みんなでワイワイ食べるのも楽しいですね。料理づくりで心も身体もあたたまっているので、すごい賑わいです。「久しぶりにつくるので、うまくできるか心配だったけど、おいしくできてよかった」「学校の調理室で料理をつくるなんて、女子学生に戻ったみたいでうれしい！」「お餅はやっぱり杵でつくとおいしいね」等々。

中には「こんなに楽しい時間を過ごせたのは久しぶりです」と目を潤ませて話されるひとり暮らしの方も。学生たちも「お年寄りの料理づくりが手早いのにびっくりした。さすがベテランと思った」「適当につくっているようで、見ているところはきちんと見ていることが、何となくわかった」など、たくさんの発見があったようです。

インタビューの逐語録から

この活動は、誰もが持つ食の思い出を若者に語ることをとおして、お年寄りがこれまでの食生活への肯定感や自己効力感を高め、若者と話す楽しさを感じてもらうことがねらいです。そこで、了解を得て話を録音させていただき、後日、逐語録を作成しました。そして、食生活の肯定感、自己効力感、話す楽しさのねらいに該当する発言を抽出した結果、昔を思い出すこと、若者に伝えること、話をしたことによる意欲の三つの側面から、活動の成果が確認されました。

まず、昔を思い出すことでは、昔の食経験を振り返り「昔は手をかけた料理をつくっていたり、食べたりしていたんだわね」「昔は何をするのも大変だったけどよかった」など今までの生活への肯定感を述べた方が10名、「楽しかったし、楽しみだったわね」とよき思い出として語られた方が14名。また、若者に伝えることでは、「孫と話せたようで楽しかった」「若い人に役立ったようでうれしかった」など大学生との会話を楽しいとの発言が6名。そして、これらの肯定感や効力感により、「昔、家族みんなでつくった料理をもう一度食べたい」や「昔のことをもっと詳しく学生に教えたい」という意欲を持たれた方が8名おられました。このように、お年寄りの発言をていねいに見ることで、活動の成果や意義を確認することができ、やりがいを実感すると共に課題も見えてきました。

高齢世代が増える中、高齢者が子どもや若者と交わる世代間交流の推進が叫ばれています。「食」をとおした世代間交流は、一緒に食べるのもよし、一緒につくって食べるのはさらによし。そして、互いに話を聴き合う中から、世代間の理解が深まっていくことを実感します。

実践するときのポイント

❶活動を設定する

話を聴かせていただくお年寄りを探すことが第一歩です。桜ヶ丘地域には15の町内会があり、それらを束ねている連合町内会という組織があります。まず、活動をはじめる前に、連合町内会に活動の趣旨をお話しして、賛同を得ることからはじめます。趣旨が共有できれば、後は連合町内会に参加してくださる町内会を挙げてもらうなど、参加者対応はお任せします。このように、互いの役割分担があることにより、協力や依存ではなく、連携した活動とすることができます。

❷活動の場所

お年寄りは遠くまで行くのが大変なので、集まりやすい町内会の集会所に私たちが出向くようにしました。一方、料理づくりは設備が必要なので大学に来ていただくようにしましたが、これはこれで普段入れない大学に行くという特別感もあるようです。お年寄りとの活動は場所選びにも、ちょっとした心配りが大切です。

❸雰囲気づくり

この活動のねらいは、お年寄りに、自分の人生を肯定的にとらえてもらったり、若者への役立ち感を持ってもらうことです。ですので、大学生（若者）が十分そのことをわかり、インタビューや料理づくりでその雰囲気をつくることが大切です。ただ、若者は存在そのものから、お年寄りが「教えてあげたい！」という雰囲気をかもし出しているので、案ずるより産むがやすしです。

つくる楽しさを見つけた男たち
―高齢男性の料理教室から

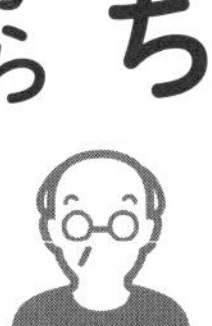

学習者：高齢者
活動の場：地域

私は地域（桜ヶ丘）包括支援センターと連携して、高齢男性の料理教室を続けてきました。ただ、それは年1回の開催で初冬の声が聞かれる11月の年中行事のひとつでした。お年寄りから「もっとやってほしい！」との希望もあり、もう少し回数を増やすことができないかと考えていたとき、ゼミ生が「やりたい！」と手を挙げてくれました。そこで、女子学生ならではの明るい笑顔とやさしい雰囲気の力を得て、パワーアップした高齢男性の料理教室をレポートします。

地域包括支援センターとの連携による活動基盤づくり

参加者の募集やグループわけなどの対応は、地域包括支援センターに担当してもらっています。地域包括支援センターは地域の高齢者支援の窓口になっており、この高齢男性料理教室は介護予防事業のひとつでもあります。また、桜ヶ丘連合町内会（約４０００世帯）と大学は連携してさまざまな事業を行っており、この教室もそれら連携事業の一環として位置づけられています。このように地域の諸機関との連携事業では、それぞれが持っている役割を共有していくことになるので、参加する学生たちが活動の社会的な役割・意義がわかるというよさがあります。

料理教室は10時から12時30分の2時間30分。内容については地域包括支援センターの方々と話し合い、料理づくりだけでなく、バランスのよい食事の講話タイムもあった方がよいということになりました。そこで、最初の30分は講話、次いで料理づくりが60分、食事・片づけ・話し合いが60分という時間構成としました。

講話は演習形式で、お年寄りが自分の食事を振り返る

では、9月の教室をのぞいてみましょう。6、7月に続いて3回目。参加者は66歳から94歳の17名（初参加3名）で5グループ編成です。

グループごとの顔合せが終わったら、さっそく講話タイム。第1回「主食・主菜・副菜をそろえて、バランスのよい食事を」、第2回「主食・主菜・副菜のミックス料理で簡単な食事づくり」と食事の料理構成を学んできたので、第3回は「主菜～タンパク質をしっかり摂って」がテーマ。

学生自作のスライドを使って、今まで学習してきた「主食・主菜・副菜」について振り返ってから、「主菜は肉や魚で食事の中心になるおかずですが、高齢の方にとっては、タンパク質は筋肉のもとになるので重要です」と説明します。皆さん、真剣に聞いてくれています。

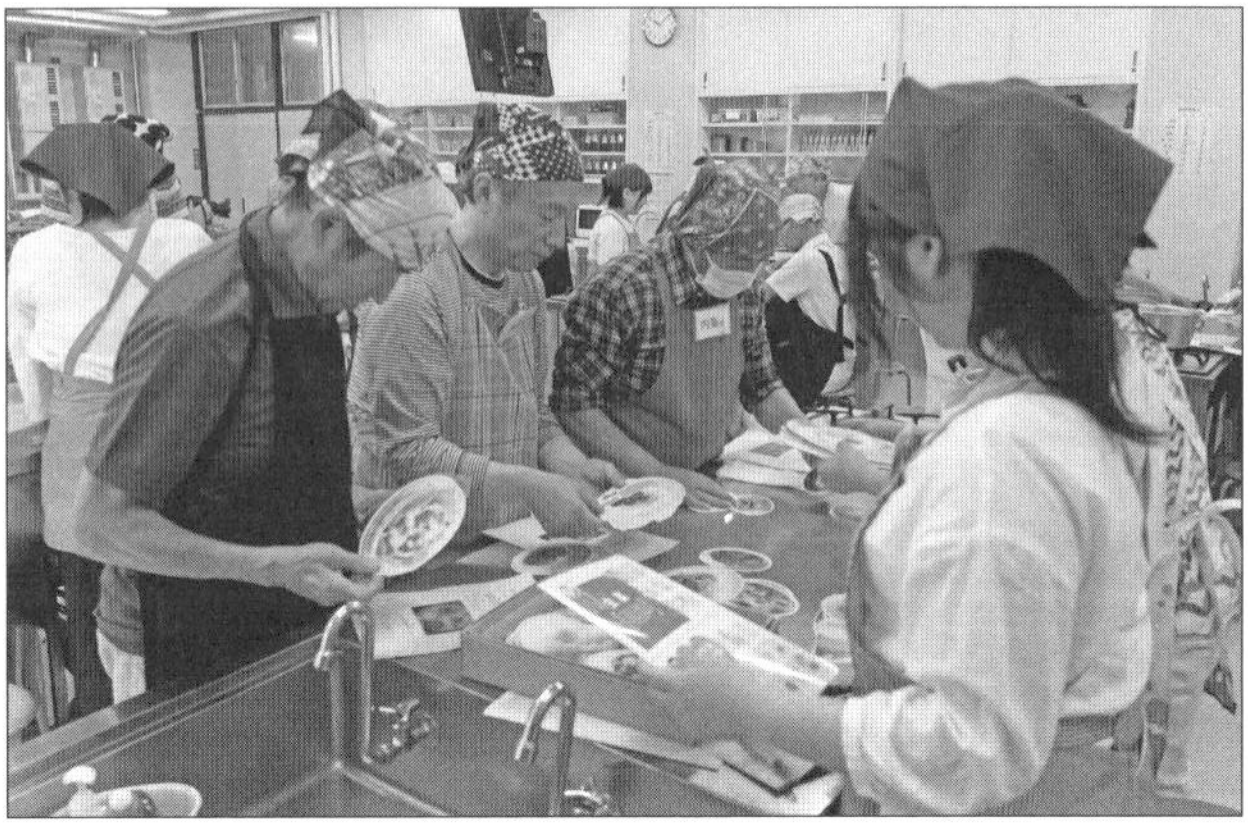

講話タイムのグループワーク。実物大料理カードを見ながら料理のタンパク質量を確認しています。

その後、1食分のタンパク質量（20～25グラム）を確認したら、実物大の料理カードを用いて、普段食べている主菜料理のタンパク質量を確認します。「豚肉の生姜焼きって、タンパク質17グラムだって。もうちょっとあった方がいいのかなあ」「サバの味噌煮は19グラムだよ。まあまあこれくらい食べればいいんだね」「昨日、サンマが安かったから買って食べたけど、1匹じゃ13グラムだから足りないのか」など、お互いに料理カードを見せ合いながら会話が弾みます。

食事づくりは人とのコミュニケーションの場

「では、今日の献立のタンパク質はどれくらいでしょうか？」と、今からつくるメニューに話が移ります。本日の献立は、「中華料理をつくってみたい」と言う参加者の要望に応えて、主菜が茹で鶏を使った「棒々鶏（バンバンジー）」、副菜はいろいろな野菜が使える「八宝菜」、鶏の茹で汁を使ったワカメのスープ、白飯です。メニューを決める際には参加者の要望と共に、日常の食事づくりに役立つように、多様な食材が使えることやつくり置きができることも考えて、学生たちは何回も試作をします。

「つくり方を説明しますので、前に集まってくださーい！」の声に、デモンストレーションの調理台のまわりに参加者が集合。「棒々鶏のキュウリはこうやってたたいてくださいね」と学生が説明すると、すかさず「そんなにたたいていいの？」「ぐちゃぐちゃになってもいいの？」と質問が。また、茹で鶏を説明すると「僕はモモ肉の方が好きなんだけど、胸肉じゃないといけないの？」等々、男性陣は質問が多いのです。でもこの学生とお年寄りのやり取りが何ともあたたかく、よい雰囲気。うれしいですね。

「では、皆さん、つくりましょう！」のかけ声で、料理づくりがはじまります。すぐに包丁を持って野菜を切りはじめる方がいると思えば、何をしてよいのかわからずウロウロされる方もいてさまざまです。1グループお年寄り3～4名に対して、学生1名、地域包括支援センターの方1名がついているので、調理経験の異なるお一人おひとりに、ていねいに声がけができるように気をつけています。ただ、想像を超えたことも起こるので、バタバタしながらの料理づくりです。

何とか料理ができあがり、食卓が整えられたら、皆で一緒に食事。最初は何となく緊張気味であったのが、皆でつくった達成感もあり、食卓を囲む頃には、すっかり〝食事づくり〟チームになっていました。

一人ひとりのお年寄りに暮らしがある

食べ終わり、片づけも一段落ついたら、おひとりずつから、ひとこと話してもらうトークタイム。実は、私たちはこの時間をとても大切にしているのです。

初参加のSさん（84歳）は「最近、家内が脳梗塞で倒れまして、家事をしなくてはならなくなりました。でも、僕は料理どころかガスを点けたこともないんです。食器の洗い方もわからないんです。なので、今日はレベルが高すぎて、ついていけませんでした」と。他の方からは今まで何もしてこなかったことについて、「ちょっと、甘かったね」との声がかかりましたが、高齢の男性にはこのような方が少なからずおられるのも事実なので、ていねいに対応します。

同じく初参加のIさん（73歳）は「家内が申し込んだんです。僕が家の中にいて外に出ないものだから『行ってらっしゃい！』と無理やりです。人と話したりすることが好きじゃないので、こういうところに出てくるのも苦手だったのですが、実は若い頃、中華街で料理の下ごしらえのアルバイトをしていて、切ることは得意なんです。久しぶりにやったんですが、結構できたのでよかったです」と。皆での料理づくりは、否が応でもひとつの目的（食事をつくりあげる）に向かって話をすることになります。人との関わりが苦手な方にとっては、このことがよかったのですね。「来月も来てくださいね、待ってます」の学生のひとことにIさんはちょっと恥ずかしそう。

3回目のUさん（72歳）は「家内が亡くなってひとり暮らしです。食事で何が一番大変かと言うと、何をつくったらいいか考えること。お昼を食べた後に、今晩は何にしようかと考えると嫌になるねえ。だから、この教室で習った料理はつくっていますよ。まあまあおいしくできていると思う」。

Aさん（94歳）は久しぶりの参加で、お元気な姿を見せていただきました。「僕はひとり暮らしだけど、食事は自分でつくっていますよ。若い頃シベリアに抑留されていたから、そのことを考えたら何でもできるんです」との大先輩の話に皆で拍手。

参加者全員が話を終える頃には、聴いてもらってうれしかった顔、自分と同じだと思って安心した顔、お年寄りを支える意味を再確認した顔等々、しっとりした時間の中でそれぞれが考える機会になったようでした。そして、お年寄りが帰られた後、担当の学生が「この教室の役割がすごくわかった。もう、日本中のおじいちゃんに来てもらいたいくらい！」という言葉に、うれしいやら驚くやら。若者に支えられた料理教室が続きます。

実践するときのポイント

❶地域包括支援センターとの連携

本文にも記しましたが、この活動は地域包括支援センターの方々との協働で成り立っています。活動のすすめやすさや内容の充実のためには、参加される方々のことをよく知っていて、なおかつ、つながり（ネットワーク）を持っている機関や人々との連携は必須です。地域の高齢者については、その地域の社会福祉協議会の方々との連携もよいと思います。

❷参加者の人数

実習や演習は人数がポイントです。中でも、お年寄りのように、一人ひとりの経験、スキル（技術）、考え方が違う場合には、10 ～ 15 名程度がよいと思います。ていねいに対応できることは、参加者の能力形成や満足感につながり、結果的に支援する私たちの充実感にもなります。つまり、活動を継続する力の源泉にもなるのです。

被災地での管理栄養士の卵の活動
―食のほっとタイムプロジェクト

活動の主体者：大学生

活動の場：被災地

二〇一一年の東日本大震災では、被災地・仙台の大学として何ができるのかが問われました。震災から1か月経ち、沿岸部を除く仙台市内では少しずつ生活が落ち着いてきました。本学では、二〇一〇年に地域連携を推進する宮城学院女子大学リエゾン・アクション・センターを設けており、私はちょうどその取り組みを担当していました。そこで、ここを拠点として学生たちのボランティア活動を支援する体制を整えました。

約300人の学生たちのボランティアの活動を支える体制づくり

4月11日から3回、ボランティア説明会を開催し、計292名の学生がボランティアの登録をしてくれました。交通の便が必ずしもよくない時期に、これだけの学生が集まってくれたことに驚き、感激しました。「何かしなくては」「自分のできることは何か」と考えている学生が多くいることがわかり、大学が学生たちの活動環境を整える役割があることを痛感しました。そして、ボランティア保険加入やその他活動のための資金を調達しました。私は食品栄養学科（管理栄養士養成課程）の学生約40名と、「食のほっとタイムプロジェクト」を立ち上げました。この厳しい環境の中で、少しでも「食」でほっとした時間を持ってほしいとの願いからです。

はじめての活動は厳しい現実にとまどうばかり

はじめての活動は4月16日、石巻市立病院の医療スタッフの昼食を届けることでした。石巻市立病院は海岸近くにあり、津波で全壊しました。市役所の1室を事務室にして、医師や看護師の方々が地域を巡回しておられました。

大学の調理室はまだ水とガスが復旧していないので、私の自宅で料理をつくって運びました。石巻に向かう道路は、自衛隊の車や支援物資を運ぶ車で渋滞していました。石巻の市街地も、ガレキの撤去作業がはじまり、ゴミと埃がまん延していました。仙台とあまりにも違う状況に、被災の現実を知らされました。

はじめてうかがったときのことは、今でも鮮明に覚えています。戦時下のような街の様子を前にして、学生も私も緊張していました。学生が「どんな顔をして行けばいいんでしょうか？」と聞いてきました。私も「どんな顔って……」と返す言葉も見つかりませんでした。

事務室に入ると、婦長のOさんが笑顔で迎えてくれました。保温器に入れたあたたかいごはんとダイコンと鶏肉の煮物、ハクサイの漬物、お汁粉に「わあ、おいしそう！　パンやお菓子はたくさんあるのですが、あたたかい料理は久しぶりなのでうれしいです」

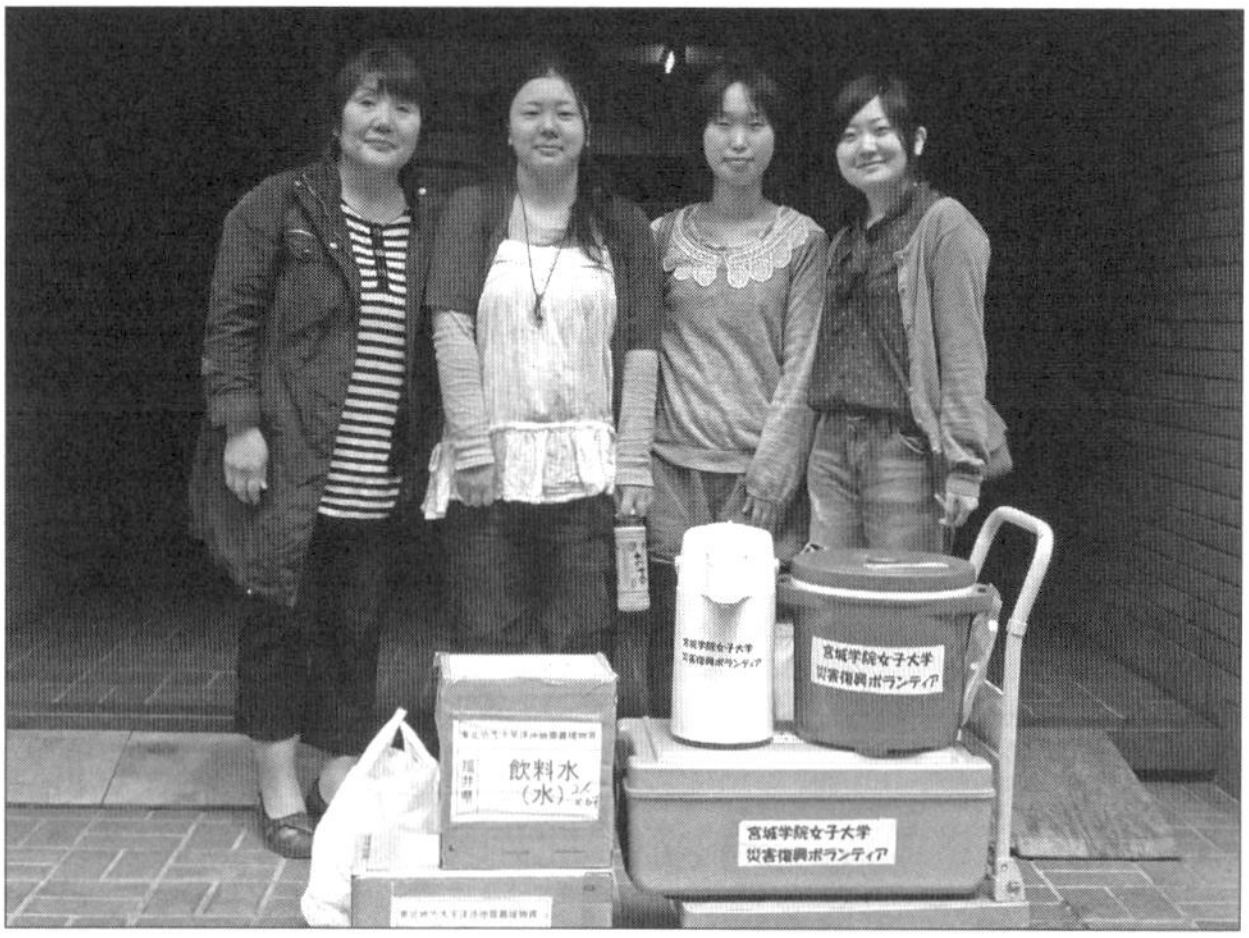

料理をつくったら、
保温容器に入れて、
いざ出発！

と喜んでくださいました。

参加した学生は、その日の感想を「震災後、何ができるかを考えてはいましたが、なかなか行動に移せないでいたので、このボランティアは私にとって大きなチャンスでした。被災して大変な方を前に、ニコニコしてもいけないし、かといって暗い顔をしてもいけないし、悩みましたが喜んでもらえたのがとてもうれしかったです。（4年高橋）」と記しています。

この医療スタッフへの昼食支援は、6月中旬まで週1回、計7回行いました。学生たちは回を重ねるごとに、少しずつ自信をつけていきました。「ボランティアへの参加も3回目となり、食べている方々のことが少しずつわかってきたので、その姿を思い浮かべて、前より気持ちを込めてつくれるようになりました。私たちの食事でスタッフの方々が元気になり、スタッフの方々からのメッセージによって、私たちがもっと力をもらうという連鎖が生まれていると感じました。（4年佐藤）」。

ノートに記されたメッセージに涙

食べた病院スタッフの方々が忙しい合い間をぬって書いてくださったメッセージの一部を紹介します。

「午前中は病院のまわりに散乱していたフィルムなどの回収作業でヘトヘトでしたが、おかげで疲れが吹き飛びました。ありがとうございました。（事務職E）」「いつも身体にやさしい料理を考えてくださり、ありがとうございます。たくさんの野菜が食べられて感激です。本日は泊まりなので、夕食にもいただいてしまいました。今朝は悪夢で目覚めましたが、今晩は楽しい夢がみられそうです。ごちそうさまでした。（看護師M）」「おいしいとうわさの食事を、はじめていただきました。とてもおいしかったです。（医師S）」、「今日は仙台で、難解な協議をしてヘトヘトになって帰ってきました。でも、ミートソースとポテトサラダを食べたら元気百倍！　幸せな気持ちになりました。（事務職F）」。

これらのメッセージを読むと、単に「食べ物」だけでなく、「ほっとタイム」をお届けできたと思いました。また、「厳しい現実があるから『ほっとした時間』が際立つんじゃないかな」「私たちの『ほっとタイム』は、届けて喜んでもらったときだよね」等々、学生たちに多くの問いや気づきをもらった経験でした。

「3・1・2弁当箱法」が活躍

6月上旬、仙台市立荒浜小学校（津波で校舎が全壊）から、弁当をつくってもらえないか、との話がありました。「避難所では弁当づくりはできない。義援金で弁当を買うこともできるけど、避難所で毎日配布される弁当には飽きている。できればちゃんとした食事を食べさせたい。食は文化だから」と。

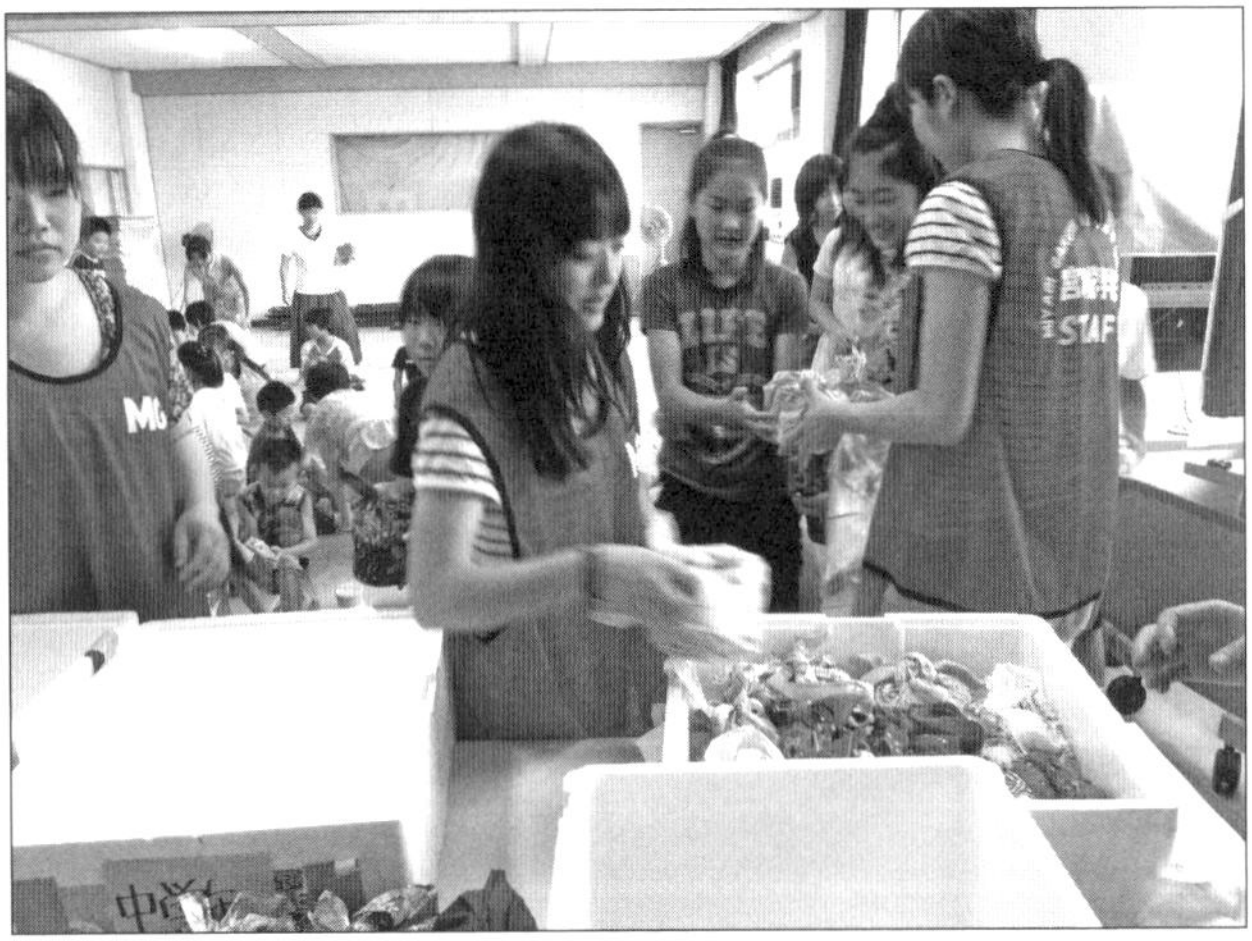

荒浜小学校で子どもたちにお弁当を渡す学生たち。

6月24日、学生4名と一緒に、小学校5・6年生と先生の35人分の弁当をつくりました。弁当箱はNPO法人食生態学実践フォーラム考案の600ミリリットルのものを使い、主食（ごはん）、主菜（鶏の照り焼き、卵焼き）、副菜（キャベツと桜エビのさっと煮、春ニンジンのかき揚げ、アスパラ、空豆）を詰め、メニューを書いたカードを添え、布で包みました。こんなときだからこそ、子どもたちに季節の味を伝えたい、と自分たちの能力をフル稼働させました。この弁当支援は10月までに、遠足、音楽鑑賞などの校外学習、夏休み中の学習日など、計7回行いました。子どもたちが恥ずかしげに「おいしい！」と言ってくれるのに力をもらいました。料理のリクエストも出て、陸上競技大会の弁当には「豚カツ」を入れました。

活動を重ねて、「3・1・2弁当箱法」のよさを再発見しました。専用の弁当箱があり「使い捨て」ではない手づくり感が出せること。主食・主菜・副菜の枠組みがあるので、学生たちが献立を考えやすいことです。また、子ども一人ひとりに合った食事量がわからないことから、「3・1・2弁当箱法」よりもごはんは少なめに詰め、足りない子用には、おにぎりを持参するという知恵も見つけました。

大学での学びが〝人の役に立つ〟ことを実感した学生たち

震災後、元県職員の同僚たちと行政にアクセスし、食・栄養の専門家やその卵（学生）として何かできないかと模索しました。しかし、行政の混乱の中で、何の役にも立てない無力さを感じ、自分たちでできることをやろうとはじめたのが「食のほっとタイム」でした。活動の中では、保育所の方々は「お願いしたい」と思っても、「役場がダメだと言うので」と断念したこともありました。しかし、管理栄養士の卵たちは、「食」が人の心の細やかなひだに届く場面に出会うことができ、自分たちの能力が人の役に立つことに気づきました。誠実だけど控えめな東北の女子学生にとっては大きな収穫でした。

実践するときのポイント

❶被災された方々との関わり

震災で家族や仕事仲間、友人などを失った方々に寄り添おうと思っても、それは難しいことです。仮設での食支援をしているときに、被災された方から「真に気持ちがわかるということはないのだから、気にしなくていいんですよ。気にかけて来てくれることがうれしいんだから」と言われました。できることは限られますが、誠実に向き合い、継続することが大切だと思います。

❷移動に必要な「足」の確保

震災時は公共交通機関が動いていないので、移動は自家用車となります。女子学生は車の確保や運転が難しいことから、学生たちの移動の「足」をどう確保するのかが課題でした。そこで考えたのが、車だけ出してくれるボランティアの募集。私たちはこれを「足軽ボランティア」と呼び、学内の教職員に呼びかけました。すると何人かの方が手を挙げてくれて、石巻の保育所まで食事を運ぶときの“足軽”となってくれました。

仮設住宅から広がる〝おいしい輪〟

—被災地の食生活改善推進員の活動から

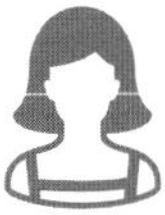

活動の主体者：被災者

活動の場：被災地

宮城県は、二〇一一年の東日本大震災で大きな被害を受けました。県南の亘理町では町の約半分が浸水し、住宅の全壊や多くの犠牲者が出ました。また、震災直後には約６７００名が避難所での生活を強いられ、その後、約１０００世帯（約３０００人）が仮設住宅での生活となりました。住み慣れた地域を離れた仮設住宅での生活は、顔見知りが少なく、男性や高齢者の孤立が憂慮されました。この実践は、亘理町食生活改善推進員の方々と一緒にすすめた、仮設住宅集会所での活動です。

仮設住宅での食生活支援プロジェクトがスタート

この活動のキーパーソンである藤本さんは、亘理町の行政管理栄養士・保育所長（Ｐ70）を長年やってこられ、定年を機に、宮城学院女子大学大学院で保育所での食育について研究されることになっていました。しかし、大学院2年目の3月に東日本大震災があり、ご自身も家が全壊だったのですが、「町のために自分にできることがあるはずだ」と思い立ち、仮設住宅の人々への支援をはじめました。

そして、行政管理栄養士だったときのネットワークをいかして、亘理町健康推進課（班長、保健婦、管理栄養士）、亘理町食生活改善推進員協議会会長（清野さん）、宮城学院女子大学教員（筆者）、大学院生（藤本さん）による「東日本大震災亘理町食生活支援プロジェクト」を亘理町健康推進課に設置しました。

仮設住宅集会所での支援活動は県内で多く実施されていましたが、食生活改善推進員が活動の企画・運営の中心になっているところは亘理町だけでした。このプロジェクトは藤本さんの思いと長年の経験知、清野さんの人望とリーダーシップなどが相まって実現に至りました。また、食生活改善推進員の中には被災されて仮設住宅におられる方もいて、当事者でもあり、支援者でもあるところがこのプロジェクトの強みでした。さらに、食品企業A社に移動式調理台をトラックで持ってきていただくなどの強力なバックアップがあったことも幸いでした。

悩みを共有しながら、〝おいしい輪〟を広げたい

仮設住宅では台所が狭い、調理台がない、まな板を置く場所もない、電子レンジの使い方がわからないなど、食事づくりの環境変化にとまどっている人が多くみられました。また、食事をつくる気がしない、つくるのが面倒だと言う声が聞こえてくるなど、厳しい状況でした。そこで、藤本さんたちは、仮設住宅集会所から食による人々の輪が広がっていってほしいと、この活動を「おいしい輪」と名づけスタートしました。

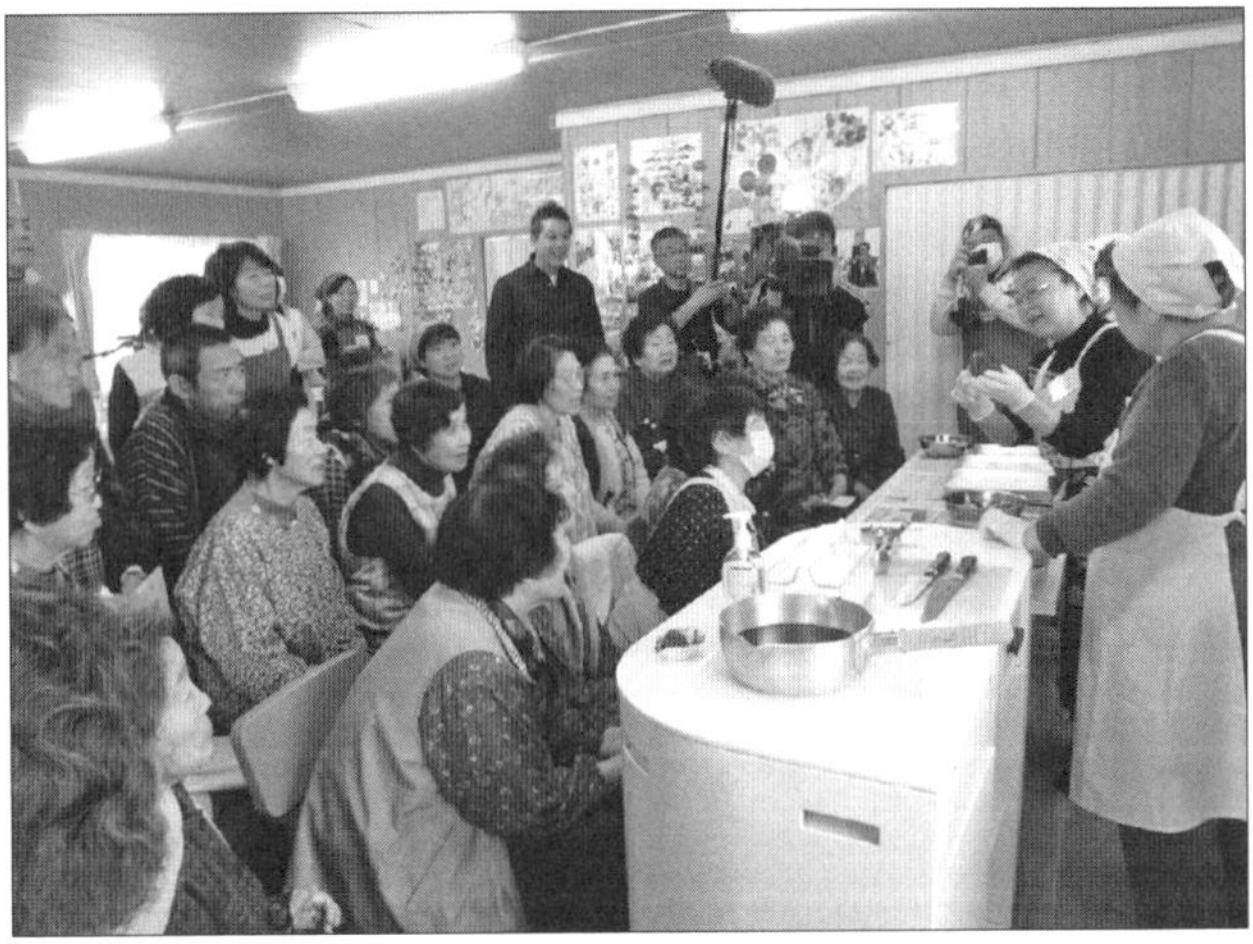

ベテランの食生活改善推進員さんによる料理づくりのデモンストレーション。皆さん食い入るように見ています。

「おいしい輪」で取り上げる料理題材の選択にあたっては、参加者のニーズに合わせて「おいしい・簡単・安い・身近にある材料でつくる料理」と「郷土料理」、「楽しみのお菓子」を組み合わせることにしました。ここであえて郷土料理を取り上げたのは、今までこだわりを持ってつくり、食べていた自慢の郷土料理を、参加者全員でつくって食べることにより、参加者間での話題がふくらむことや、震災前の食生活を取り戻すことへのエネルギーのひとつにしてほしかったからです。

「おいしい輪」の流れは、参加者が集合されたら、まず最初に実習する料理のデモストレーションを行います。デモストレーションでは、料理のつくり方の確認だけでなく、参加者の方々と話のキャッチボールをしながら、仮設住宅での食事づくりや、健康などについての情報を共有するようにします。実は、このやり取りがとても重要で、単なる情報伝達としてのデモンストレーションではないのです。藤本さんや清野さんの絶妙な話し方で、笑いが集会所全体にあふれ、食事をつくること、食べることの楽しさがよみがえってきます。

亘理町名物の「はらこ飯」では、清野さんが「今日のレシピは世界で二番目のものだからね、世界で一番目は皆さんの家のものだよ」と説明すると、皆さんうなずいておられます。そして、はらこ飯づくりをする際にも、「うちでははらこは湯につけてはずすの」「うちのはもう少し甘味が控えめかな」など、こだわりの〝うちのやり方〟の話で持ち切りに。そして、皆で食べると、身体も心もあたたまり、ワイワイガヤガヤ支援する側とされる側が混然一体となって〝おいしい輪〟ができました。

「おいしい輪」はどのような成果があったのか

「おいしい輪」は二〇一一年10月から二〇一四年3月まで、町内の仮設住宅集会所7か所で計77回実施し、参加者数は延べ２２１０名でした。また、今まで、仮設住宅での食生活支援については、行政の報告書程度のものしかなかったことから、これらの食生活支援と食生活調査を並行して実施し、仮設住宅での食生活支援のあり方を検討しました。その結果、以下のことが明らかになりました。

仮設住宅入居時は震災前に比べて、食物摂取状況・食行動・食態度が統計的に有意に低下していました。１年後には回復傾向がみられましたが、２年後においても食物摂取状況は震災前には戻っていませんでした。また、食行動・食態度では、食事づくりの意欲や人との食物のやり取りなどは震災前に戻ったのですが、食事内容をよりよくしていこうとする行動や態度までには至っていませんでした。

また、「おいしい輪」の参加者は、参加しない者に比べて、震災前より食事づくりの行動や態度が積極的な方が多かったこともわかりました。その点では、食事づくりに消極

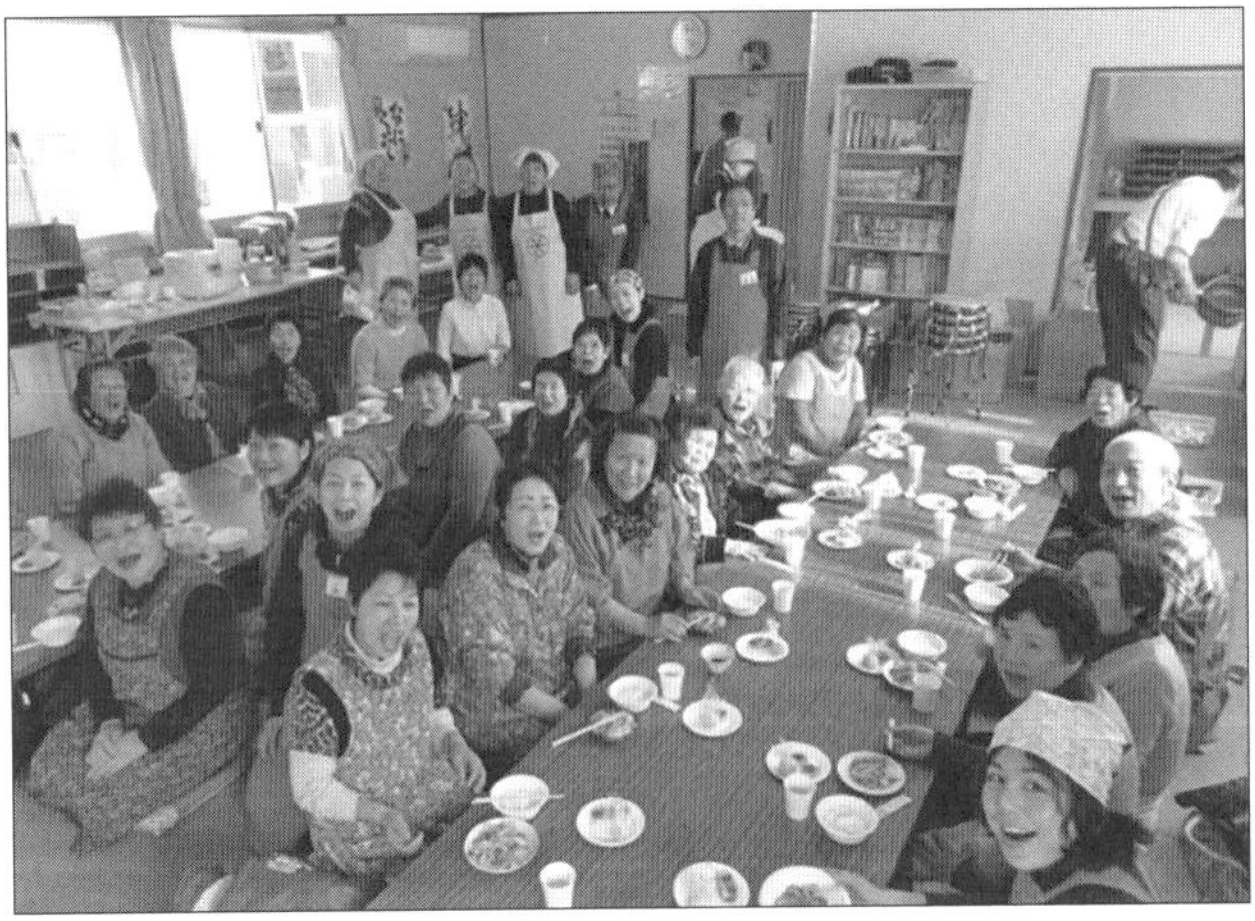

皆でつくって楽しく食べた後のこの笑顔！ 復興のエネルギーに！

的な方（男性など）への働きかけがもっと必要でした。一方、食物摂取状況を見ると、震災前・入居時・1年後では「おいしい輪」参加の有無による差がなかったのですが、2年後になると、参加者は参加しない方に比べて、震災前の食物摂取内容に戻る割合が高く、長びく仮設生活の中で支援の成果を見ることができました。

仮設での支援から復興後の地域活動へ

復興住宅の建設がすすみ、仮設住宅での活動もその後のことを考える時期になりました。そして、「東日本大震災亘理町食生活支援プロジェクト」会議でも、「おいしい輪」の活動を復興後の地域活動に役立てることを議論しました。その結果、食生活改善推進員の方々が地域での活動をすすめていくためのハンドブックを作成することにしました。

『一緒に作って、食べて、話して、共食でつなぐ健康づくり「おいしい輪」ハンドブック』のはじめに清野さんは、「『おいしい輪』は、東日本大震災後、『食べる』ことから元気を取り戻したい、と食生活改善推進員の仲間を誘って、二〇一一年10月に仮設住宅集会所でスタートしました。その結果、『みんなでつくって、ワイワイ話をしながら食べる』ことが情報交換の場となり、毎日の食事内容をよくすることにつながることがわかりました。また、『元気』を生み、『楽しさ・うれしさ・おいしさ』をわかち合うことが、新しい仲間やコミュニティづくりにもなりました。このハンドブックは、仮設住宅集会所での『おいしい輪』の経験をいかして、私たち食生活改善推進員が中心となって、地域で〝共食〟の輪をとおした健康づくり活動をすすめていくために制作しました」と記しています。

なお、これらの食生活支援をまとめた藤本さんの論文とハンドブックは、「公益財団法人地域創造基金とうほく復興データプロジェクト」の「現場で役立つ復興論文大賞（二〇一六）」で地域創造基金さなぶり賞をいただきました。

実践するときのポイント

❶被災者の本音が聴ける関係づくり

被災し仮設住宅での暮らしという厳しい環境にある方々への食生活支援では、本音を聴くことがなかなか難しいのが現実です。この活動のように、本当に困っていることを把握するためには、支援する人（食生活改善推進員）も被災された方であったのは重要なことだと思います。

❷支援の組織づくり

この活動では、亘理町（行政）と食生活改善推進員協議会（地域ボランティア）と大学が連携して、「東日本大震災亘理町食生活支援プロジェクト」を立ち上げました。被災地支援では、現地の行政とボランティアなどと連携した組織を設けることで、間違いがない情報が入手でき、活動がすすみやすくなります。また、独りよがりでない活動にしていくためにも、組織づくりは重要です。

column

調理学の師　上田フサ先生

幼い頃から料理づくりに関心があった私は、1970年春に女子栄養大学に入学しました。三重の田舎から出てきた私にとって、4月からはじまった「調理学実習」で出会った上田フサ先生には、その感性の鋭さが細い身体からあふれていて強烈な印象を受けました。そして、「『火が通った』と『煮えた』は違う」「調理には計れるものと計りにくいものがある」などの学生を煙に巻くような上田語録の数々。また、めっぽう数字に強くて、調味は調味パーセントで表わすのが当たり前だったことが思い出されます。

私はすっかり「上田調理学」に魅せられて、1年生の頃から研究室に出入りし、4年生では当然のように上田先生に卒業研究「料理の器と盛りつけについて」の指導を受けました。関連する文献が少ない中、先生は実物や専門家との対話をとおして学ぶというユニークな指導をしてくださいました。あるときは銀座の古くからの器屋で、いかにも物知りな店主から話を聞かせてもらい、またあるときは骨董市で魯山人の器を見せてもらうなど、とてもぜいたくな時間をいただきました。

そんなこんなで卒業時には、いつの間にか助手として勤めるようになっていました。上田先生のもとでの仕事は、どんな小さな調理上の変化も見逃さない感覚と意欲が要求されました。また、このように細部にこだわる一方で、つくり方を大きく変えて、まるで違った料理にされることもたびたびあり、形式にこだわらない大胆さも上田先生から学びました。暮らしの中での食事づくりとして、「八百屋（魚屋）の店先で考える献立」も先生から教えていただきました。このことはp22のスーパーマーケットでの実践「献立を組み立てる力を育てる」につながっています。

2章

実践を深める 理論編

「実践なき理論は空しい、理論なき実践は発展しない」（香川綾）の言葉を胸に、実践を深めるための理論の活用について記しました。

人間・食物・食環境との関わり
――食育実践の基礎マップとして

人間の食の営みを環境との関わりからとらえる食生態学の提唱者である足立己幸氏は、一九八七年に人間と食物とそれらの背景にある食環境の関係を図で示しました。この概念図は、「生産から食卓まで」を視野に入れた私の食育実践の基本となる考え方（理論モデル）です。例えば、食物を魚で具体化した「さかな丸ごと食育」（P34、40、46）はその代表的なものです。

人間は食物とどのように関わっているか

まず、私たち人間と食物の関係を見てみましょう。人間は食物を食べていますが、それらは人間によってつくられてもいます。このように、人間が動物と大きく異なるのは、食べ物をつくって、食べるということです。また、人間はこのように食べたり、つくったりすることを行う力を、上の世代から学習し（形成とも言う）、さらに次の世代に伝承しています。なお、ここで言う「つくる」とは、食事づくりだけでなく、野菜を栽培したり、加工するなど、食物をつくり出す行為をさします。

人間の三つの食行動の相互関係

次に、これら「食べる」「つくる」「学習し、伝承する」の三つの人間の食行動は、「つくる（生産する、製造する）」から「食べる（消費する）」、また「食べる」から「つくる」というように、「食べる」と「つくる」は相互に関連しています。さらに、これらの「食べる」「つくる」ことをとおして、人間はそれらを行うことを「学習」していきます。このように、三つの食行動は相互に関わりあっています。ですから、例えば、食べる行動だけのように、ひとつの行動だけを取り上げて、人々の食行動を議論するのは、不十分であると言えます。

食環境が大きく変化する中で

次に、私たちが、つくり、食べる食物を入手する環境を見てみましょう。図1の右

図1
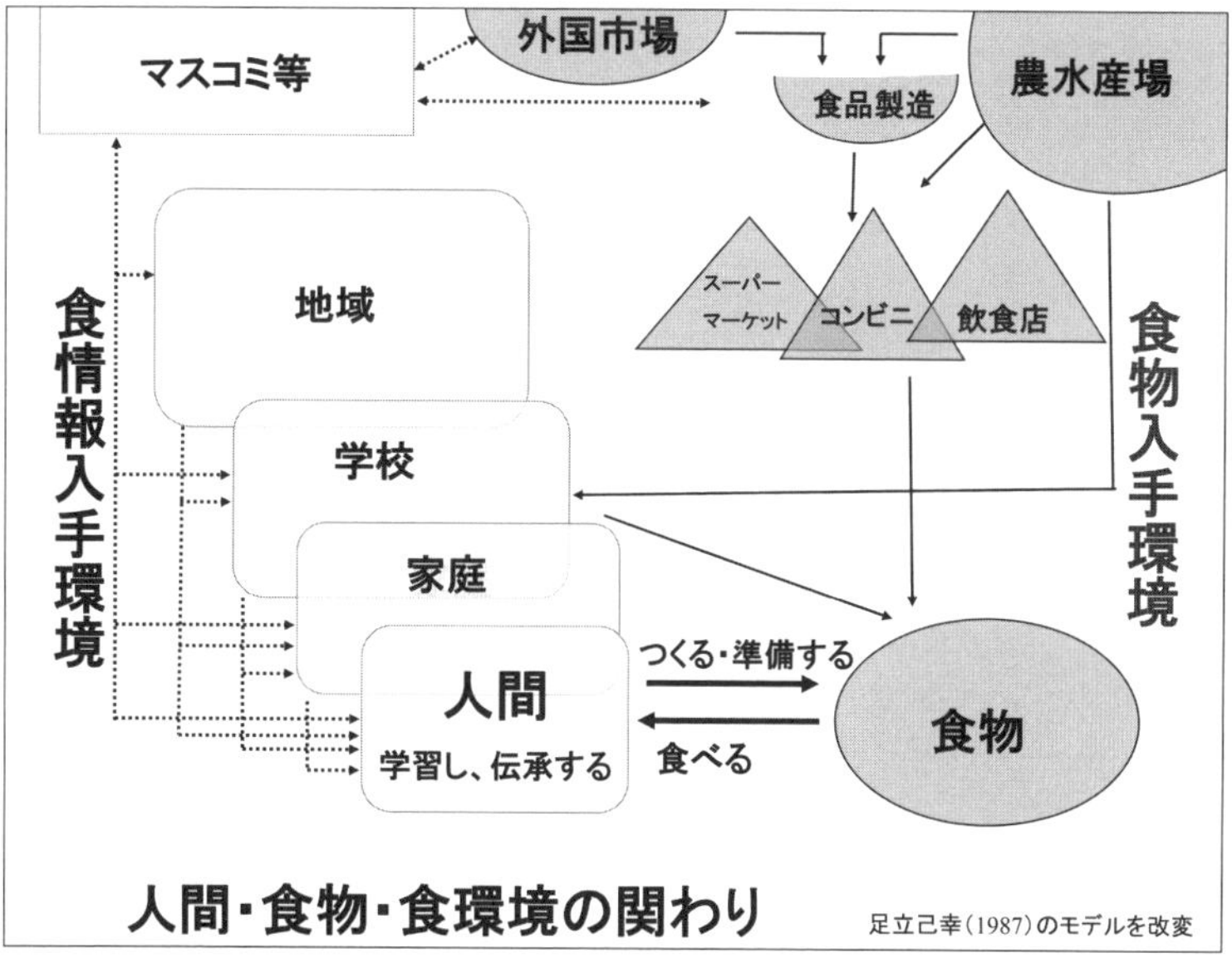

人間・食物・食環境の関わり
足立己幸（1987）のモデルを改変

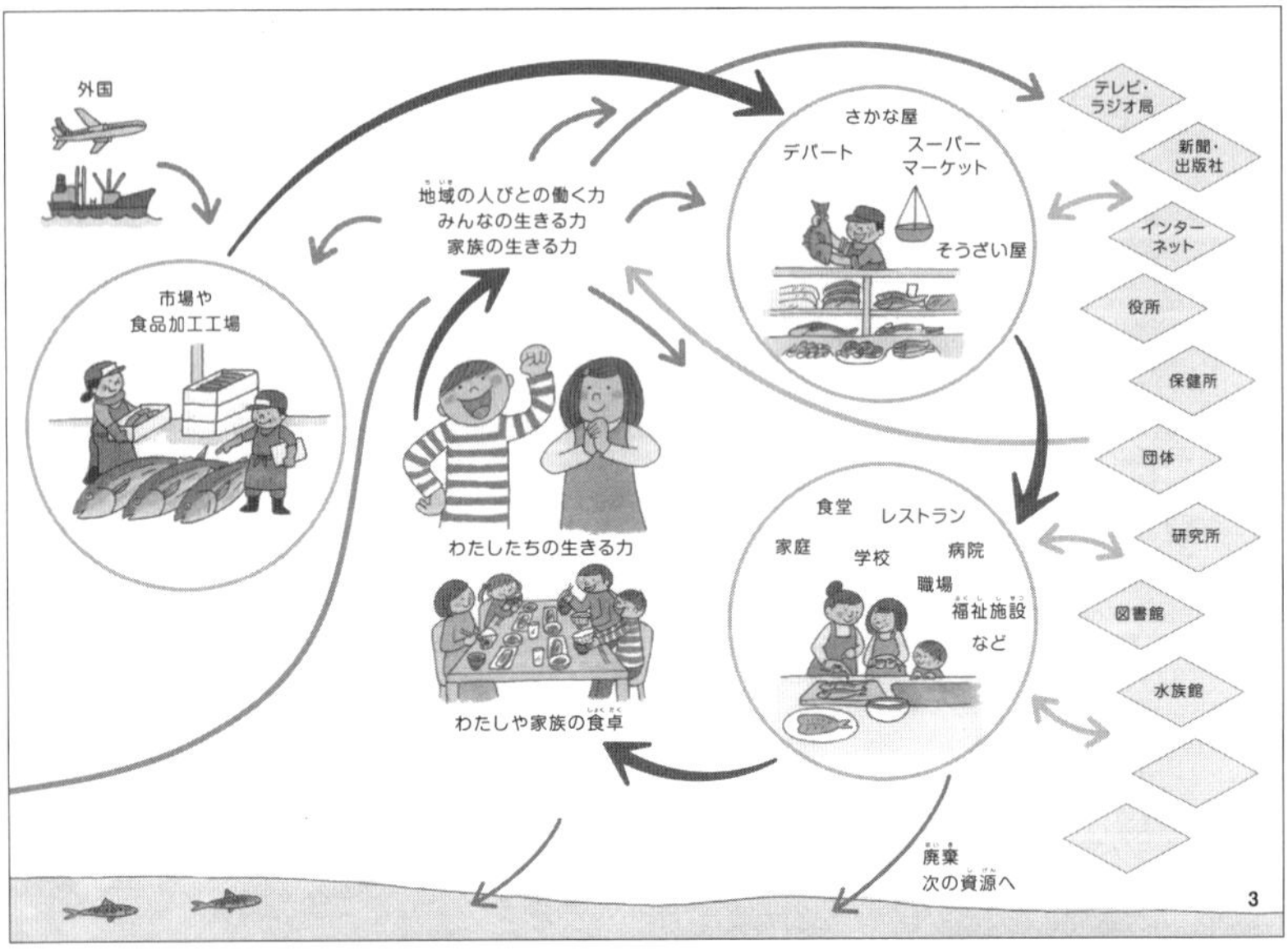

図2　出典：足立己幸編著、さかな丸ごと探検ノート、（一財）東京水産振興会（2011）

側に実線で示された、フードシステム（言い換えれば、食物入手環境）がそれです。農水産場や海外市場から食品工場、流通、小売店、飲食店を経て、私たちは食物を入手しています。近年、人々のライフスタイルの多様化により、加工食品や外食などが増加していますが、これら食の外部化は、海外市場からの食品（輸入食品）の増加につながり、国内の農水産業に影響を及ぼしています。このように、人間の食べる行動の変化は、食物を入手する環境を変えています。ですから、私たちは、目の前の食物だけでなく、食環境全体（フードシステム）を視野に入れる必要があります。

一方、私たち人間が食物をつくったり、食べたりする力を学習する（形成する）には、どのような環境があるのでしょうか。図1の左側に破線で示された食情報（入手）システムがそれです。私たちにとって、家庭は最も近い食情報の入手場所ですが、学校や職場、地域のさまざ

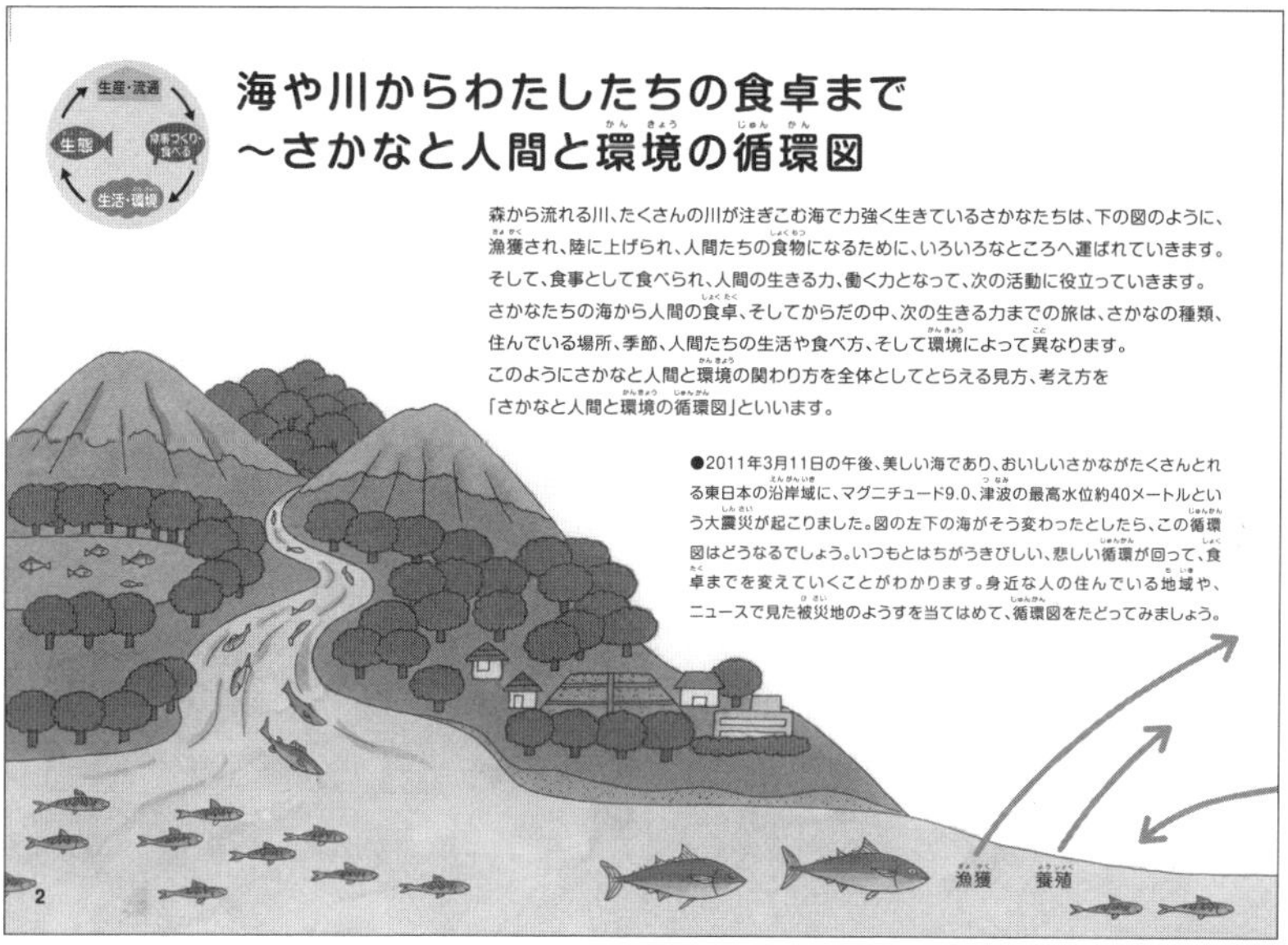

図2

まな施設、またマスメディアからの食情報を入手することもあります。近年の傾向は、家庭の教育力が低下し、マスメディアやインターネットによる食情報の肥大化がすすんでいることです。ですから、栄養・食教育に関わるときには、対象となる人々がどのような食情報入手環境にいるのかを総合的にとらえて、計画・実施・評価をしていく必要があります。

基本図をテーマに合わせて活用するには？

図2は、図1（P133）の基本図を「さかな丸ごと食育」で展開したものです。この図は、教材を開いた最初のページにあります。タイトルを「海や川からわたしたちの食卓まで〜さかなと人間と環境の循環図」とし、この教材のコンセプトマップ（概念図）になっています。

ただ、ここでは食物の事例（魚）に焦点をあてていることから、食環境の中でも、食物の流れ（フードシステム）が中央に大きく位置づけられており、それらに影響を及ぼしている食情報環境はひし形で右端に示されています。また、食物の流れ（フードシステム）について、〝循環〟という考え方を用いて、人間が魚を調理し食べた後、廃棄され、たい肥として次の食物生産につながることにも目を向けています。さらに、食べたものが人間の身体と心をつくって「私たちの生きる力」となり、「家族や地域の人々の生きる力」となり、このフードシステムをよりよく循環させていくエネルギーになっていく、という食物と人間の関わりも示しています。

このように、「人間・食物・食環境との関わり」の基本的な関係図（図1）を土台として、その食育実践で取り上げる食物（魚、野菜など）を事例に、概念図をつくることができます。

多くの実践事例でも、基本図の考え方がベースになっている

基本図の考え方を活用している実践は、「さかな丸ごと食育」以外にもあります。例えば、「外国産の食材でも、郷土料理？」（P52）は、基本図（図1）の上部の食物の流れのスタート点が、「外国市場」か「（国内）農水産場」かを取り上げたものです。食料自給率40％の日本では、多くの食材を輸入に頼っています。そこで、小麦粉を事例に、本来地場産品を用いる郷土料理が、外国産の食材になってしまっているという現代の矛盾を食育のテーマにしました。また、「畑と大学をつなぐリエゾンキッチン」（P90）は、農水産場と食べる場とが離れてしまっていることを取り上げています。食材の生産（畑）と消費（大学・食堂）の場が乖離しており、消費者（大学生）は生産者（農業者）のこ

とをほとんど知らない。そして、これらの両者の知識や情報のずれが、食物の安心・安全についての問題の背景になっているのではないか、という問題意識がもとになった実践です。さらに、「野菜栽培に関わる若者との交流」（P96）も同様です。食物の生産（農業）と消費（栄養・食）に関わる次世代の人材たちが、出会う場をつくる実践です。

加えて、「献立を組み立てる力を育てる」（P22）は、直接的には食事づくり行動の理論が背景になっていますが、生産・流通を経てスーパーマーケットに並べられた食材（魚・肉・野菜など）を上手に消費（食事づくりのための食材購入）する、すなわち基本図の食物の流れ中央の「スーパーマーケット」を食育の場として取り上げたものです。

足立氏がこの概念図を提起してから30年が経ちました。私たちの食生活は、外食や中食の増加、食物流通のグローバル化、インターネット上にあふれる食情報など、大きく変容しつつある環境の渦の中にあります。だからこそ、人間・食物・食環境を構造的にとらえることの重要性が、高まっているのではないでしょうか。

参考文献・資料

1）足立己幸：食生活論、p121、医歯薬出版（1987）
2）足立己幸：「人間・食物・環境のかかわり」の図は具体的な課題が書き込まれると、循環性を発揮する？　食生態学―実践と研究、第 8 号、p2-5、NPO 法人食生態学実践フォーラム（2011）
3）足立己幸：「食生態学―実践と研究第 10 号」記念に感謝、食生態学―実践と研究、第 10 号、p4-7、NPO 法人食生態学実践フォーラム（2017）

「さかな丸ごと食育」を地域で展開
―身近な魚を教材にして、地域らしい学習を

魚食育教材「さかな丸ごと探検ノート」（以下、「探検ノート」）の制作チームに参加した後、宮城県を拠点に、「探検ノート」を活用した食育プログラム開発を行ってきました。また、これらの食育プログラム開発に関わる中で、地元宮城ならではの魚や魚をめぐる人々の営み（生産・加工・食文化）のおもしろさに出会い、それらを取り上げた教材がほしいと思うようになりました。そこで、「探検ノート」の枠組みを基本フォーマットとし、宮城県に特徴的な銀ザケをテーマにした教材「銀ザケ丸ごと探検ノート」を制作しました。

ここでは、Ｐ46「銀ザケは山で育つ？ 海で育つ？」で用いた教材制作の背景や、プロセス（生産・加工に関わる方々との連携）について記しました。この項を読んでいただいてから、再度、実践編を読んでいただければ幸いです。

地域の課題―東日本大震災による水産業被害

宮城県の水産業は、東日本大震災で甚大な被害を受けました。例えば、銀ザケ養殖は

宮城県が発祥の地で、日本の9割を占めていましたが、震災により銀ザケ養殖の筏は全壊してしまいました。そして、震災で生産・加工が中断されてしまうと、代替えの流通ルートができてしまい、生産力が戻っても販売先は半分程度という、厳しい現実がありました。このようなことから、大学で実施していた復興支援活動をとおして見えてきた地域の課題をもとに、宮城から発信する「探検ノート」の地域展開版をつくることになりました（P177）。

さかなと人間と環境の循環図―教材のコンセプトを可視化する

地域版の教材をつくるにあたって最初に考えたのは、「探検ノート」のコンセプトを継承することです。そのためには、「さかなと人間と環境の循環図」（P135）が重要と考え、地域の名称を入れた循環図をつくることにしました。この循環図があることにより、この教材が、生産から食卓までのフードシステム全体を視野に入れた学習であることを、生産・加工業者、流通業者、学習者、学校関係者などで共有することができます。また、生産・加工分野の方々と連携する際に、この循環図があることにより、それぞれの立場や役割と連携の必要性をわかり合うことができました。

教材内容の構成―基本枠組みと魚種による個別性

「探検ノート」の内容構成は、「魚の生態」「生産・流通」「食事づくり・食べる」「生活・環境」の4側面から、〝丸ごと〟見るという枠組みになっています。ですので、地域展開版の制作にあたっても、この基本枠組みにしたがって、内容を構成することになります。ただ、これらの4側面をどのように具体化するかは、取り上げる魚の個別性によるところがあります。例えば、銀ザケ養殖は宮城県が発祥の地であることから、県内の人たちに伝えたいと、養殖の歴史を取り上げました。このように、地域展開版づくりは、「探検ノート」の基本枠組みにしたがうと共に、地域特有の個別性を発揮できる醍醐味もあわせ持っています。

「銀ザケ丸ごと探検ノート」―養殖発祥の地として伝えたいこと

「銀ザケ丸ごと探検ノート」が生まれた背景には、前述したような震災での壊滅的な被害があります。大学での活動は、水産庁から宮城県に応援に来ておられる方から、大学生も復興を応援してもらえませんかと声をかけていただいたのがはじまりです。そして、二〇一四年3月に、宮城県漁業協同組合志津川支所戸倉の養殖現場を訪問しました。その後、銀ザケ料理のレシピ開発、学内カフェでの銀ザケ料理の提供、銀ザケ祭りへの参加、漁業者を招いての小学生の「さかな丸ごと食育」講座、現地での仙台の小学生と現地の小学生との銀ザケ料理づくりなど、多様な活動を行ってきました。これらの活動を行う中で、漁業協同組合の方々との関係づくりもできてきました。学生たちの銀ザケについての知識も増えてきました。

「探検ノート」の教材づくりでは、つくる側の〝探検する気持ち〟が重要だと思います。例えば、今回の教材制作では、まず「さかな丸ごと食育」の生活者サポーター（大学生）

と専門講師（筆者）が、銀ザケのことを知ることがおもしろいと思うことが大切です。自分たちがおもしろそうにしていると、それが生産・流通の方々にも伝わり、おもしろい情報を得ることができます。そして、結果的に子どもたちにとっても興味深い内容になるという、連鎖反応があるように思います。

日本ではじめて銀ザケ養殖をした方（遠藤昭吉）についての聞き取り調査では、地元ならではの情報を得たいと気持ちが高まりました。漁協から元役場職員の方を紹介していただき、いろいろ話をうかがっているうちに、漁協の方も一緒に「そうだったんだ」と養殖の歴史を共有することもありました。

魚料理づくりのページは、調理教育を専門とする平本ゼミでは力の入るところです。料理教材のポイントは、子どもたちが取り組めるように、調理操作が簡単であることです。一方で、子どもをサポートしてくれる大人（家族、教師など）にとっても、新鮮な情報でつくってみたくなるようなものであること、そして、何よりもその魚をおいしく食べる料理であることです。

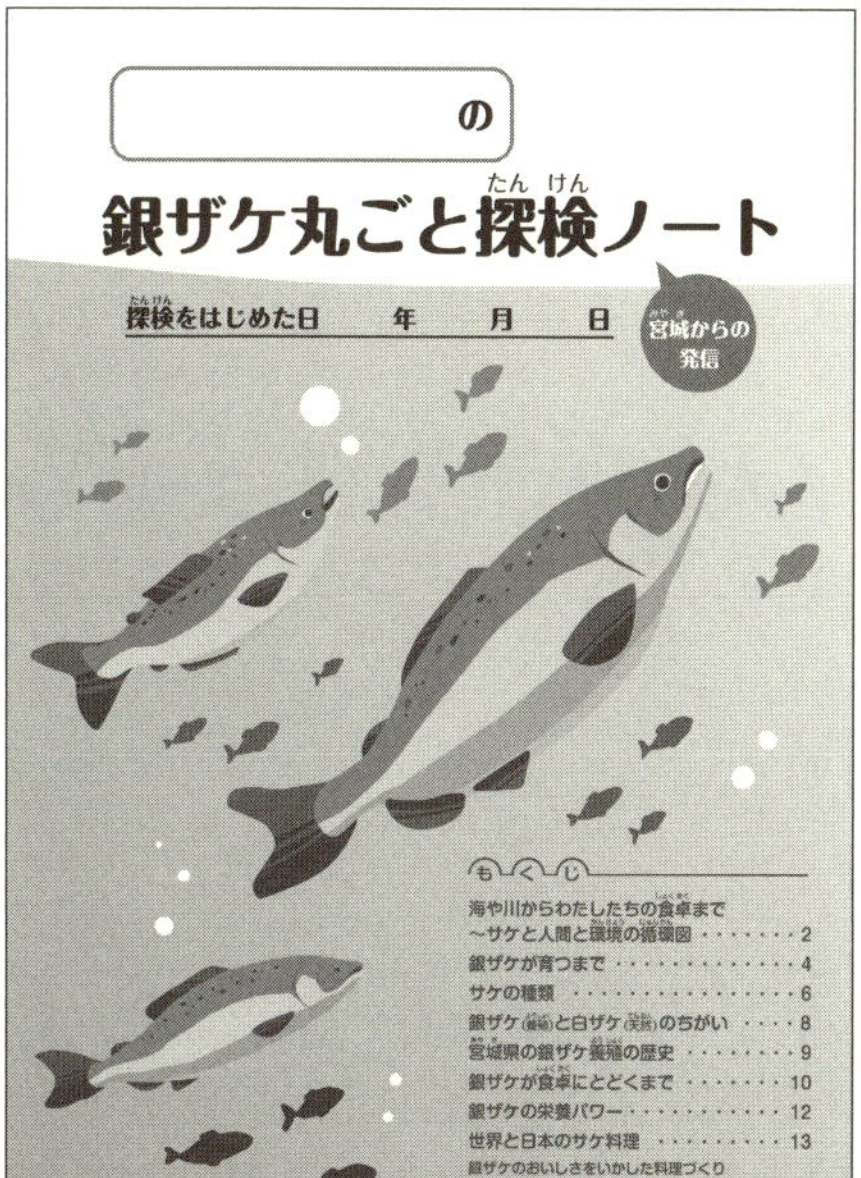

「銀ザケ丸ごと探検ノート」の表紙。
出典：平本福子編著、銀ザケ丸ごと探検ノート、（一財）東京水産振興会（2015）

そこで、銀ザケは脂が多いことから、フライパンに野菜を敷き、その上に切り身をのせて蒸し煮にしました。蒸す間に銀ザケのうま味が野菜にしみ、おいしくなります。食味は、ポン酢、マヨネーズなどお好みで選びます。今年度、小学生が4回もこの料理をつくりましたが、前述の三つの教材ポイントは、合格点でした。「普段、魚は食べないのに、今日はおいしそうに食べている」との声が保護者や教員から聞かれ、調理体験の教育効果の大きさを再確認しました。

研究者・研究所などとの連携―正しい情報を伝える

教材づくりでは、記載された内容に誤りがあってはなりません。そこで魚の生態、生産・流通分野については、記載した情報の正誤や適切かどうかを専門家に見ていただきました。具体的には、「さかな丸ごと食育」研究班の竹内昌昭先生（元東北大学教授）には大変お世話になりました。魚の専門家で、かつ「さかな丸ごと食育」の趣旨がわかる方から、助言を得られるような仕組みをつくることも重要です。

また、国や県の研究所や展示館などの公的機関も、子どもの教材づくりには協力的なので活用するとよいと思いました。地域の生産・加工・流通に関わる人々との連携で得られた情報は、地元ならではの貴重な情報です。一方、それらの地域特有の個別情報を一般化して伝えることも重要です。この点からも、専門家の声は有用です。

広がる地域展開版教材の開発

これらの地域展開版づくりは、元教材の「探検ノート」の内容を深めることにつながりました。その後、宮城県「クジラ丸ごと探検ノート」「かまぼこ丸ごと探検ノート」、愛知県「あいち一色うなぎ丸ごと探検ノート」「メヒカリ丸ごと探検ノート」、東京都「八丈島のトビウオ丸ごと探検ノート」、岩手県「秋サケ丸ごと探検ノート」、青森県「ホタテ丸ごと探検ノート」が制作され、それぞれの地域の特徴や課題に基づいた食育実践が展開されています（資料編P176、177）。

参考文献・資料

1）足立己幸編著、竹内昌昭著：さかな丸ごと探検ノート、（一財）東京水産振興会（2011）

2）平本福子編著：クジラ丸ごと探検ノート、（一財）東京水産振興会（2014）

3）平本福子編著：銀ザケ丸ごと探検ノート、（一財）東京水産振興会（2015）

4）平本福子：「さかな丸ごと探検ノート」地域展開版、「クジラ丸ごと探検ノート」「銀ザケ丸ごと探検ノート」の政策とその活用、さかな丸ごと食育ニュースレター、No.3、p2-5、（一財）東京水産振興会（2015）

5）平本福子編著：かまぼこ丸ごと探検ノート、宮城県、（一財）東京水産振興会（2015）

6）上原正子、丸山真奈美、池田明美、齋藤由貴編著：あいち一色うなぎ丸ごと探検ノート、（一財）東京水産振興会（2017）

7）浅沼美由希、平本福子編著：秋サケ丸ごと探検ノート、（一財）東京水産振興会（2017）

8）辻村明子、平本福子編著：ホタテ丸ごと探検ノート、（一財）東京水産振興会（2017）

9）藤井大地、八丈島漁業協同組合女性部編著:八丈島のトビウオ丸ごと探検ノート、（一財）東京水産振興会（2018）

10）上原正子、丸山真奈美、齋藤由貴編著：さかな丸ごと探検ノート・あいちでとれる魚―海の中のメヒカリ、愛知でとれる魚―メヒカリのひみつ、愛知でとれる魚―メヒカリの生態、（一財）東京水産振興会（2018）

食事づくり行動の理論と活用

―食事づくり力を育てるためのマップとして

私は調理教育が専門なので、食事づくり行動の理論は、私の実践の核になるものです。この理論の活用は、本書の実践の中でも5事例（P18「ハートを食事でプレゼント！」、P22「献立を組み立てる力を育てる」、P60『おやつの時間』で育つ力」、P78「金曜日の夕食は『親子食堂』で」、P112「つくる楽しさを見つけた男たち」）もあるので、これらの実践の案内役である理論について説明します。

食事づくり行動は、複数の行動で構成されている

最初に用語の確認をしたいと思います。ここで言う「食事づくり」とは、「料理づくり」のことではありません。日常会話の中では、「料理づくり」と「食事づくり」を同じように用いられることがありますが、あくまで「食事」は複数の料理が組み合わさったものをさし、「料理」は主食料理、主菜料理などのように「食事」の構成要素です。

では、P146の食事づくり行動の図を見てください。食事づくり、すなわち食事を準備する行動は、図のようにいくつかの行動から成り立っています。食事づくりと言う

と、「まな板で野菜を切って……」など、調理場面をイメージする方が多いのですが、それは食事づくりのひとつの行程でしかないのです。

図を見ると、食事づくりは「つくろうとする食事のイメージを描く」ことと、描いた「イメージを具体化する」ことから成っています。言い換えると、前者は「食事を計画する、献立を立てる」ことで、後者は計画した食事を「実際につくる」ことです。

「食事を計画する」では、たくさんの情報を再構成することが大切

食事の計画と言うと専門的なことのようですが、普段私たちが「今晩、何にしようかなあ」と考えることと同じです。P146の図を見てください。「つくろうとするイメージを描く」ためには、「情報を集める」と「集めた情報を再構成する」が必要です。どんな情報を集めるのかと言うと、「食べる人」と「つくる人」についてです。また、「食べる人」については「栄養面」と「嗜好面」の両面から考えることになります。

「献立を組み立てる力を育てる」（P22）を例に説明すると、子どもたちはスーパーマーケットで目の前にある食材情報と、持参した料理本の料理情報をすり合わせながら、つくる献立を決めていきます。そのとき、食べる自分たちの好きなもの（嗜好）と共に栄養面（主食・主菜・副菜がそろう）を考え、またつくる自分たちの技術（つくれるかどうか）も同時に考えながら、食材や料理を選んでいるというわけです。

ここで重要なのは、たくさんの情報を自分たちに合ったように再構成することです。近年、インターネットなどでたくさんの料理情報が入手できますが、これらの情報はそれ

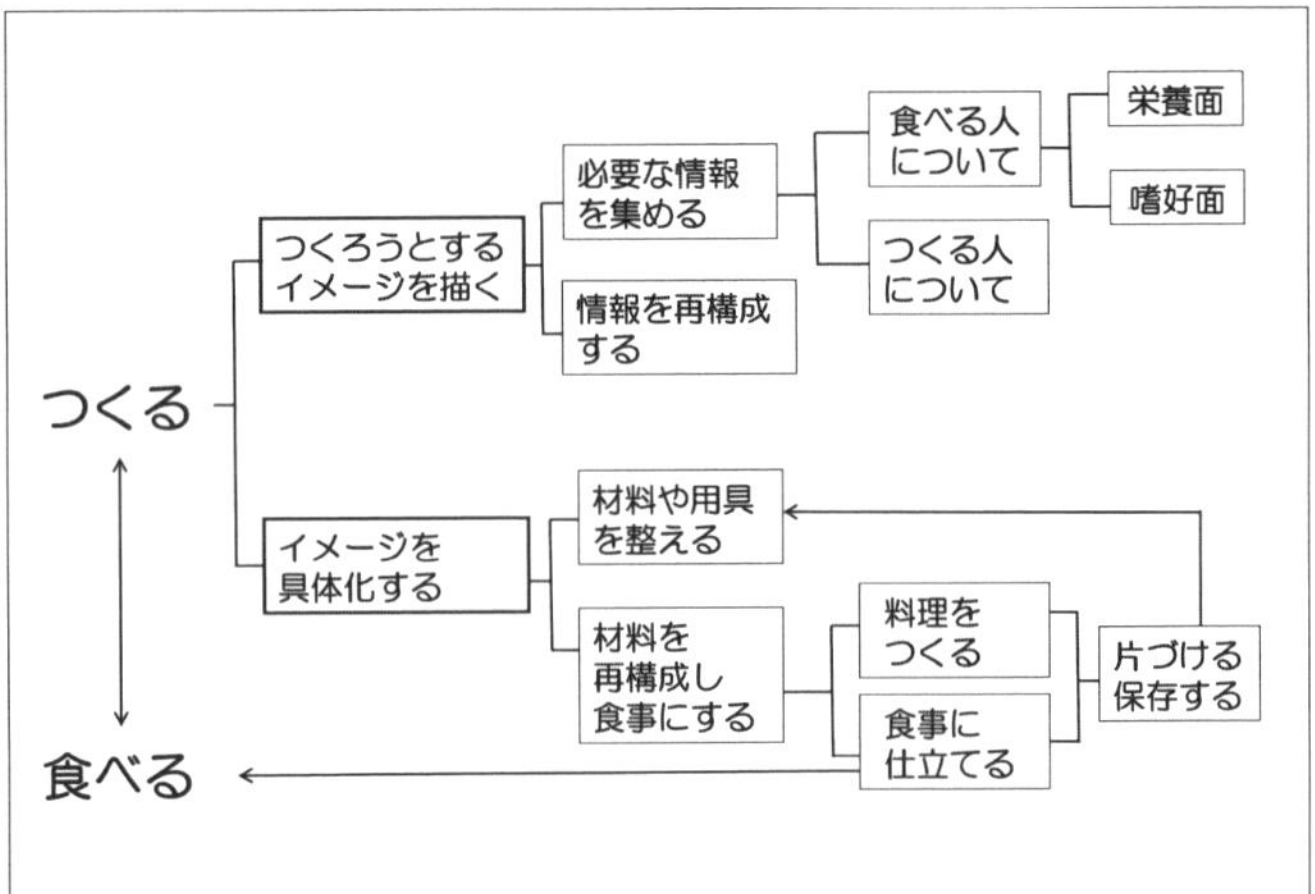

食事づくり行動

足立己幸（1987）のモデルを改変

ぞれの人に合った情報とは限りません。そこでこれらの情報をそのままではなく、「自分に合ったように活用する（再構成する）」力を育てることが重要です。

「実際につくる」では、調理技能＋マネジメント力

「実際につくる」プロセスは、食材の準備（購入）、調理道具の確認にはじまり、料理づくり→食事づくり→食卓（配膳など）づくりの順に。料理づくりは実際に手を動かし、五感を総動員しながらの行為ですから、子どもも大人もワクワクドキドキ。ただ、どのようにつくればよいかが〝わかる〟ことと、実際に〝できる〟ことが同じではないのが技能の世界。P106の「お年寄りに『食の思い出』を聴く」で経験を重ねたお年寄りの技や知恵が若者の心を打つのもわかりますね。

また、包丁の技能などの調理技術の習得も大切ですが、食事づくりでは複数の料理づくりを同時にすすめることから、それらを効率よくすすめることができる力も必要です。

食事づくりは、PDCAサイクルで

前述した食事づくり行動の理論をもとに、食事づくりは「計

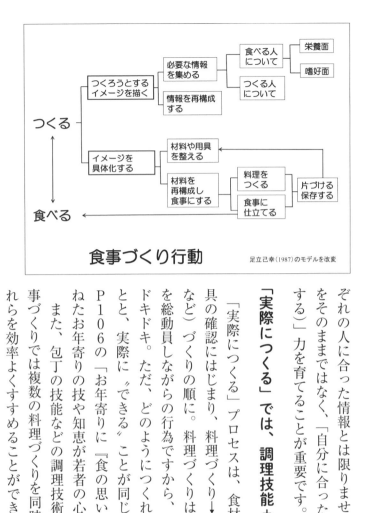

画（Plan）：どんな食事にするか考えて食事の設計図を描く」→「実施（Do）：準備・料理づくり・食事づくり・片づけ」→「評価（Check）：味わって食べて振り返る」→「次のプランへ（Action）：振り返りをもとに次のプランを修正する」をらせん状に繰り返しながらすすんでいきます。そして、それらの食事づくりの循環（ＰＤＣＡサイクル）を繰り返すことにより、食事づくりの力が形成されていくと考えます。

理論の活用で実践を深める

食事づくりを構造的に理解することは、人々の食事づくり力形成を理解することにもつながります。なぜなら、食事づくりは、料理づくりだけではない内容があることがわかるからです。また、ＰＤＣＡサイクルにより、らせん状に能力が形成されると考えると、学習者一人ひとりの学習過程をこのサイクルでとらえ支援することができます。このように、理論の活用は実践を深めていくことに役立つことから、実践のねらいに応じて上手に活用してください。

参考文献・資料

1）足立己幸：「食事づくり行動」の概念図構築にこめてきたこと、食生態学―実践と研究、第９号、2-8（2016）

2）平本福子：女子大学生の身近な食材を活用する食事づくり力形成プログラム―宮城県の「いり煮」づくりを教材として、宮城学院女子大学生活環境科学研究所研究報告、48、1-9（2016）

3）平本福子：学童保育の“おやつ”の役割を再考する、日本の学童保育、7月号、29-33（2013）

「いり煮」づくりに見る食事づくり力
―身近にある野菜を活用できる力

伝統的でありながら、現代もつくられている日常の料理づくりには、普遍的な意味があるのではないか。また、それは現代人も学ぶべき食事づくりの知恵ではないか。そんな思いで「いり煮」研究に取り組んできましたが、いまだそれを明らかにはできていません。ここでは調査結果をもとに、「いり煮」づくりに見る食事づくり力について考えてみたいと思います。

「いり煮」づくりと出会い、基礎データづくりに取り組む

私は若年世代における野菜摂取量の少なさや野菜料理（副菜）の調理経験不足に接する中で、彼らのライフスタイルや調理能力に合った簡便な野菜料理を探してきました。宮城学院女子大学に赴任して、山形県で「いり煮」に出会ったことは実践編「調理技術から食事構想力へ」（P102）に記しましたが、宮城県を中心とした東北南部には「ナスいり」「ゴボウいり」と称される野菜の「いり煮」があります。その歴史は不明ですが、油が貴重だったことを考えれば、そう古くからつくられていたとは考えられませんが、昭

和初期の庶民の食生活を聞き書きした「日本の食生活全集」宮城県編には、「ナスいり」が記載されています。しかし、現在どれほどつくられているのかなどについては、まったく資料がありませんでした。

そこで、一九九七年8月に宮城県71市町村の食生活改善推進員270世帯に協力いただき、「いり煮」づくりの実態を調査することができました。

「いり煮」づくりの実態が見えてくる

調査により収集された「いり煮」は1913品もありました。ほとんどの呼び名は「ナスいり」のように、材料名の後ろに「いり」をつけたものでしたが、「特に呼び名がない」とするものが約1割もみられたのは、いかにも日常の家庭料理らしいと思いました。

主材料として使われていた野菜は、ナス（364品）、ゴボウ（271品）、キャベツ（112品）、ダイコン（97品）などです。また、副材料の組み合わせについて、代表的な「ナスいり」を例に見ると、ナスのみ29％、1品加える49％、2品加える22％で、「ナスいり」364品における副材料の組み合わせは67種類もありました。このように、ナスを主材料にしたものであっても、手元にある食材をつくり手や家族の好みによって、〝我が家のナスいり〟に展開されているところが「いり煮」づくりのよさであると思います。言い換えれば、油で炒めてさっと煮るというものであれば、〝どんな材料でもよい〟という度量の広さが「いり煮」づくりの強みなのです。

一方で、材料には季節性もみられます。顕著なものはナス、サヤインゲン、ハクサイ、タケノコ、フキ、キュウリ、サヤエンドウなど。このように、「どんな材料でもよい」という柔軟さを持ちながらも、季節（旬）を感じる食材の使い方が残っているのが、伝統的な料理のよさと言ってよいでしょう。

さらに、調味料を見ると、油はほとんどのものに使われていますが、しょう油、みそ、砂糖、みりんが、つくり手や食べ手の好みで多様に用いられていました。加えて、だしなどの水分を加えないものが6割もあり、野菜と調味料の水分だけで煮るものが多くありました。調理時間は5～10分が4割と最も多く、15分以内にできるものが全体の8割を占めていました。

「いり煮」づくりは、食事づくり力形成に役立つか

「いり煮」づくりが食事づくり力形成にどのように関わることができるかについて、P146の「食事づくり行動」の図を見ながら考えてみたいと思います。実践編P102にも記しましたが、「いり煮」づくりはつくるのは簡単なので〝実際につくる〟力よりも、〝食事を計画（構想）する〟力を育てるものです。すなわち、身近な食材（野菜）を、身近な人の嗜好や食費、調理時間などのさまざまな生活の仕方（ライフスタイル）に合わせて、どのような「いり煮」をつくろうかと考える力を育てることを実践編で報告しました。このときに、必要な情報をどのように再構成するかですが、「いり煮」づくりは「食べる人やつくる人に合わせて、材料や調味料を選んで」というように、つくり方そのものに「情報を再構成する」考え方が含まれています。ですから、決まったレシピに〝自

分〟を合わせてつくる、食事づくり初心者の学生たちが陥りがちな食事づくりとは対極にあると言ってよいでしょう。

ある学生から聞いた話です。「うちの父は普段は食事づくりをしないので、母のつくる『ナスいり』を食べているのですが、母親が外出していないときに、父が小さい頃から食べていた『ナスいり』をつくるのです。母のとはちょっと違って、みそ味でナスだけ。それを食べるときの父の顔が何とも幸せそうなんです」。

この話を聞いて、改めて「いり煮」づくりの力を確認しました。「いり煮」づくりは普段料理づくりをしない人でも簡単につくることができるもので、「ちょっとやってみようかな」と気軽に取り組めること。また、食材や調味の柔軟さが家庭ごとに異なる〝我が家の味〟をつくり、家庭の歴史をつくること、だと。

参考文献・資料

1）日本の食生活全集編集委員会：日本の食生活全集全50巻、農村漁村文化協会（1990）

2）平本福子、阿部朋佳：管理栄養士養成課程における学生の献立作成力の形成ー家庭での献立実習と献立中の野菜の使用との関連ー、宮城学院女子大学生活科学研究所研究報告、27、38-47（1995）

3）平本福子：地域にねざした食技術「いり煮」に関する調査（1）宮城県における「いり煮」の実態と若年世代の受容、宮城学院女子大学生活科学研究所研究報告、31、5-14（1999）

4）平本福子：地域にねざした食技術「いり煮」の伝承に関する調査報告書～職歴の豊かなわたりっ子を育てる環境づくりに向けて～、宮城学院女子大学家政学科平本研究室・亘理町（1999）

5）平本福子：宮城県在住女子大学生の身近な食材を活用する食事作り力形成ー東北南部のいり煮作りを教材としてー、宮城学院女子大学生活環境科学研究所研究報告、48、1-8（2016）

「3・1・2弁当箱法」のねらいと方法
―「バランスのよい食事」を伝えるために

「3・1・2弁当箱法」（以下、「弁当箱法」）を活用した実践は、学習者が「バランスのよい食事」を理解するのにとてもわかりやすい方法なので、多くの場で活用されています。本書にも、小学生（P12、18）、高校生（P84）の3事例を掲載しています。ここでは「弁当箱法」の具体的な方法だけでなく、背景となる問題意識やねらいなどについて説明したいと思います。

「弁当箱法」のねらい、〝何〟を〝どれだけ〟をわかりやすく

健康な身体のために「〝何〟を〝どれだけ〟食べたらよいのか」は、食教育における究極のテーマ。その究極のテーマに足立己幸氏が果敢に挑み、一九八四年に「〝何〟を〝どれだけ〟食べたらよいのか」の「何を」について、日本の伝統的な食事形式をもとに、「主食・主菜・副菜を組み合わせる」と栄養バランスがよい食事であることを科学的に検証しました。この「主食・主菜・副菜」論は、従来からの栄養素や食材量の組み合わせで示してきた栄養教育とは、まったく異なる画期的なものでした。なぜなら、栄養素量

や食材量は具体的にイメージすることができないので、〝わかったこと（知識）〟が〝実際にやること（行動）〟につながりにくいのに対し、主食・主菜・副菜は、食べるときに目の前にある料理なので、わかりやすく、しかも実行しやすいからです。

ただ、「主食・主菜・副菜」は「〝何〟を〝どれだけ〟食べたらよいのか」の「何を（質）」をわかりやすくしたもので、「どれだけ（量）」についてはまだ不十分のままでした。そこで、「どれだけ」についてもわかりやすくしたものが「3・1・2弁当箱法」です。すなわち、「何を」は「主食・主菜・副菜」を、「どれだけ」は「3・1・2の（表面から見たときの面積）割合」にするということなのです。

「弁当箱法」の5つのルール

「弁当箱法」をひとことで言うと、「自分に合った1食分の食事量と、栄養的なバランスが簡単にわかる方法」です。では、「弁当箱法」を推進しているNPO法人食生態学実践フォーラム作成のリーフレット（P157）を用いて、「弁当箱法」の具体的な5つのルールを説明しましょう。

【ルール1】食べる人にとって、ぴったりサイズの弁当箱を選ぶ

「弁当箱法」では1食に必要なエネルギー量（キロカロリー）と同じ数値の容量（ミリリットル）の弁当箱を選びます。エネルギー量と容量がほぼ同じになることも「弁当箱法」のわかりやすさのひとつです。

1食に必要なエネルギー量は、性別、年齢、身体活動によって異なります。リーフレットの図（「日本人の食事摂取基準（二〇一五年版）」をもとに作成）を参考にして、その人に合った弁当箱のサイズを選ぶようにします。ただ、実際には、図からわかった容量の弁当箱が「大きすぎて、食べられそうにない」と言う人もいます。そのときには、「今日はこの大きさで試してみたらどうですか」などの声がけをしつつも、無理のないように選ぶようにしてください。

【ルール2】動かないようにしっかりつめる

5つのルールの中でもっとも難しいルールです。主食・主菜・副菜をすき間なくしっかり詰めます。普段、このように弁当箱いっぱいにしっかり詰める人は少ないので、「箸を入れて横に動かしても動かないくらい」のように、ていねいに声がけしないとなりません。しかし、すき間があるということは決められた容量を使っていないことなので、しっかりすき間なく詰めることは理にかなっていることなのです。

なお、「しっかり詰まっている」を確認するには、「容量の7割程度の重量」という目安もあります。例えば、700ミリリットルの弁当箱であれば、約500グラム程度詰められていればよいということです。また、詰めた弁当を手に持って、自分に合った食事量を感覚的に確認するというのもよいと思います。ただ、あくまで詰めてからの確認のための計測ですから、最初から計りながら詰めるというのは本末転倒なので注意してください。

【ルール3】主食3・主菜1・副菜2の割合に料理を詰める

弁当箱を6等分して、主食・主菜・副菜を3・1・2の割合に詰めます。弁当箱が2

段の場合は、上下が同じサイズ（容量）であることを確認しておいてください。また、高校生（P84）になると、主菜と副菜を1対1に詰める生徒も少なくないので、主菜と副菜の割合は注意して見るようにしましょう。

なお、「弁当箱法」で用いる料理は、主菜・副菜がはっきりとわかる料理が適しています。例えば、主菜は肉・魚・卵などの主菜材料のみにして、野菜などを加えない。副菜も同様に、野菜・イモ・キノコ・海藻を主として、肉や魚を入れる場合には少量にした方がよいです。

【ルール4】同じ調理法の料理（特に油を多く使った料理）は1品だけ

主食・主菜・副菜の料理の組み合わせでは、彩りや歯触りなどが重ならないように気をつけますが、「弁当箱法」では特に油を多く使った料理は1品以内にします。油はエネルギー量が高いので、弁当全体のエネルギー量に与える影響が大きいからです。具体的に油を「多く使った」料理とは、食材の8％以上使う揚げ物や炒め物のことで、フライパンで焼く料理は5％程度なので、油を使っていても該当しません。

【ルール5】全体をおいしそう！に仕上げる

やはり、食事ですから、何よりもおいしそうにできていることが大切。食材が彩りよいことも大切ですが、詰めるときにも彩りを考えてきれいに詰めるようにします。また、詰めた表面が凸凹せず、平らになっているときれいに見えるので気をつけるとよいと思います。

ルール3 主食《しゅしょく》3・主菜《しゅさい》1・副菜《ふくさい》2の割合《わりあい》に料理《りょうり》をつめる

弁当箱《べんとうばこ》を6等分《とうぶん》にして、主食《しゅしょく》・主菜《しゅさい》・副菜《ふくさい》を3・1・2の割合《わりあい》につめます。
主食《しゅしょく》・主菜《しゅさい》・副菜《ふくさい》を3・1・2の割合《わりあい》につめると、1食《しょく》に必要《ひつよう》なエネルギー量《りょう》や栄養素《えいようそ》をバランスよくとることができます。弁当箱《べんとうばこ》の半分《はんぶん》の3は、主食《しゅしょく》（ごはんなど）になります。つい多《おお》く食《た》べてしまいがちな主菜《しゅさい》（魚《さかな》や肉《にく》、たまごなどの料理《りょうり》）は1。不足《ふそく》しがちな副菜《ふくさい》（野菜《やさい》やいもなどの料理《りょうり》）は2になります。

3・1・2の割合《わりあい》につめた例《れい》

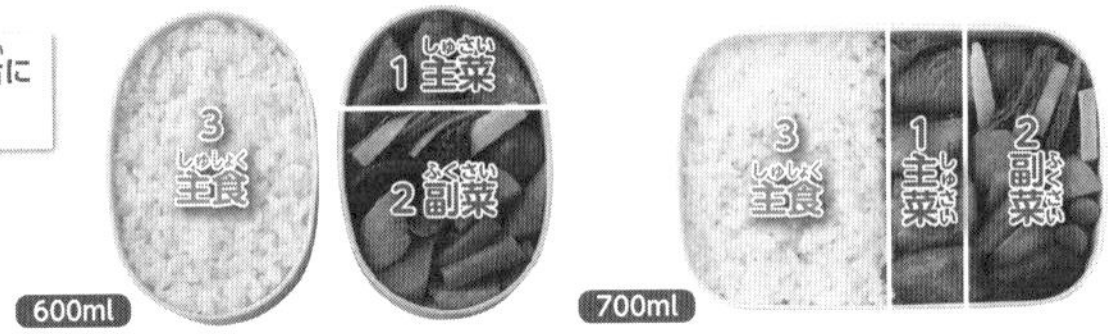

ルール4 同《おな》じ調理法《ちょうりほう》の料理《りょうり》（特《とく》に油《あぶら》を多《おお》く使《つか》った料理《りょうり》）は1品《ぴん》だけ

主食《しゅしょく》・主菜《しゅさい》・副菜《ふくさい》がそろっていれば、どんな料理《りょうり》でもよいというわけではありません。
調理法《ちょうりほう》や味《あじ》つけが重《かさ》ならないようにしましょう。
特《とく》に、油《あぶら》を多《おお》く使《つか》った料理《りょうり》は、1品以内《ぴんいない》にしましょう。
梅《うめ》ぼし、ふりかけなど塩《しお》からい料理《りょうり》はひかえましょう。

白《しろ》いごはんは、油《あぶら》や塩《しお》を使《つか》っていないので、どんな料理《りょうり》にも合《あ》います。

油脂《ゆし》の使用量《しようりょう》から見《み》た主菜《しゅさい》・副菜《ふくさい》の料理例《りょうりれい》

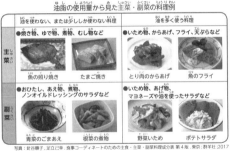

	油《あぶら》を使《つか》わない、または少《すこ》ししか使《つか》わない料理《りょうり》	油《あぶら》を多《おお》く使《つか》う料理《りょうり》
主菜《しゅさい》	●焼《や》き物《もの》、ゆで物《もの》、煮物《にもの》、むし物《もの》など  魚《さかな》の照《て》り焼《や》き　たまご焼《や》き	●いため物《もの》、からあげ、フライ、天《てん》ぷらなど 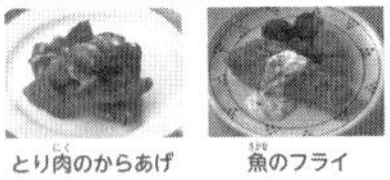 とり肉《にく》のからあげ　魚《さかな》のフライ
副菜《ふくさい》	●おひたし、あえ物《もの》、煮物《にもの》、ノンオイルドレッシングのサラダなど 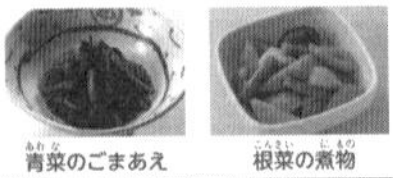 青菜《あおな》のごまあえ　根菜《こんさい》の煮物《にもの》	●いため物《もの》、あげ物《もの》、マヨネーズや油《あぶら》を使《つか》ったサラダなど  野菜《やさい》いため　ポテトサラダ

写真：針谷順子，足立己幸．食事コーディネートのための主食・主菜・副菜料理成分表 第4版．東京：群羊社；2017

ルール5 全体《ぜんたい》をおいしそう！ に仕上《しあ》げる

さあ、できあがりです！　なによりも大切《たいせつ》なことは、おいしそうできれいなこと！

ぴったりだったか、たしかめてみよう！

- □ 食《た》べる人《ひと》の心《こころ》やからだにぴったりの、すてきな食事《しょくじ》（弁当《べんとう》）ができましたか？
- □ おいしかったですか？
- □ 量《りょう》はちょうどよかったですか？
- □ 今回《こんかい》、うまくできなかったことがありましたか？　それはどこですか？
- □ だれかにつくってあげたいと思《おも》いますか？

次《つぎ》はどんな食事《しょくじ》（弁当《べんとう》）をつくるか、話《はな》し合《あ》ってみましょう。

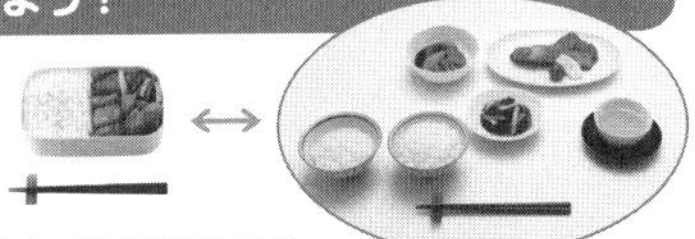

700mlの弁当《べんとう》の料理を、ごはん茶《ちゃ》わんや皿《さら》にもり直《なお》すと、こうなります！

企画・制作：NPO法人 食生態学実践フォーラム　協力：公益社団法人 米穀安定供給確保支援機構
このリーフレットに関するお問い合わせは、NPO法人 食生態学実践フォーラムのHP（http://shokuseitaigaku.com/）へ。

ごはんしっかり！ 「3・1・2弁当箱法《べんとうばこほう》」

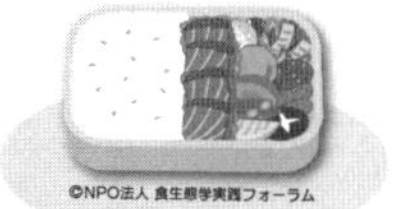

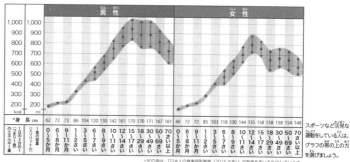

食《た》べる人《ひと》にぴったりの食事《しょくじ》（弁当《べんとう》）をつくってみよう！

「3・1・2弁当箱法《べんとうばこほう》」とは、“1食《しょく》に、何《なに》を、どれだけ食《た》べたらよいか”のものさしです。

1食《しょく》の量《りょう》を身近《みぢか》な弁当箱《べんとうばこ》で決《き》め、その中《なか》に主食《しゅしょく》・主菜《しゅさい》・副菜料理《ふくさいりょうり》を3・1・2の割合《わりあい》につめる食事《しょくじ》づくり法《ほう》です。

弁当箱《べんとうばこ》を、1食《しょく》の食事全体《しょくじぜんたい》をはかる“ものさし”にすると、食《た》べる人《ひと》に合《あ》った、ちょうどよい量《りょう》とバランスのよい食事《しょくじ》を、かんたんに知《し》り、実行《じっこう》することができます。

次《つぎ》の5つのルールにそって、やってみましょう！

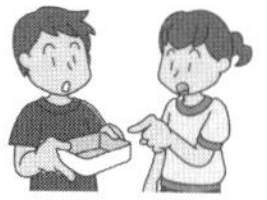

ルール1　食《た》べる人《ひと》にとって、ぴったりサイズの弁当箱《べんとうばこ》を選《えら》ぶ

まず、食《た》べる人《ひと》にとって、ぴったりサイズの弁当箱《べんとうばこ》を選《えら》びます。

ぴったりサイズとは、1食《しょく》に必要《ひつよう》なエネルギー量《りょう》（kcal）とほぼ同《おな》じ数値《すうち》の容量《ようりょう》（ml）の弁当箱《べんとうばこ》のことです。

1食《しょく》に必要《ひつよう》なエネルギー量《りょう》は、年齢《ねんれい》、性別《せいべつ》、からだの大《おお》きさ、運動量《うんどうりょう》などによってちがいます。

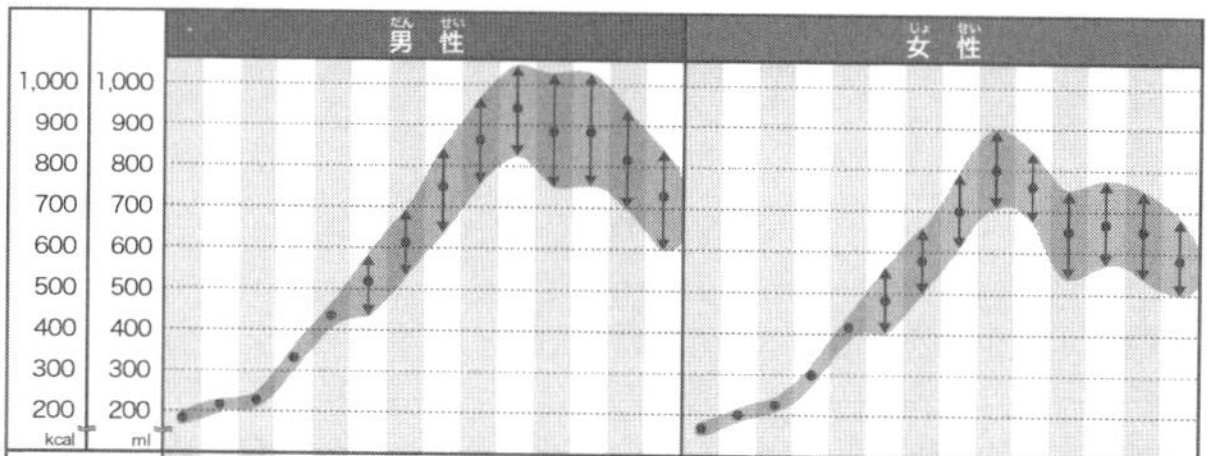

	男性														女性													
*身長 cm	62	72	73	86	104	120	130	142	161	170	170	171	167	161	60	72	72	85	103	118	130	144	155	158	158	158	154	148
1日の3分の1（つまり1食）のエネルギー量 / 1食の容量（ミリリットル）	0～5か月	6～8か月	9～11か月	1～2さい	3～5さい	6～7さい	8～9さい	10～11さい	12～14さい	15～17さい	18～29さい	30～49さい	50～69さい	70さい以上	0～5か月	6～8か月	9～11か月	1～2さい	3～5さい	6～7さい	8～9さい	10～11さい	12～14さい	15～17さい	18～29さい	30～49さい	50～69さい	70さい以上

スポーツなど活発《かっぱつ》な運動《うんどう》をしている人《ひと》は、グラフの帯《おび》の上《うえ》の方《ほう》を選《えら》びましょう。

上記の表は、「日本人の食事摂取基準（2015年版）」の数値を用いて作成しています。
※身長は当該年齢の参照体位で、小数点以下は四捨五入して用いました。

ルール2　動《うご》かないようにしっかりつめる

主食《しゅしょく》・主菜《しゅさい》・副菜《ふくさい》をすき間《ま》なくしっかりつめることで、1食《しょく》のエネルギー量《りょう》も栄養素《えいようそ》もバランスがよくなります。

弁当箱《べんとうばこ》につめる料理《りょうり》は、すき間《ま》なくしっかりつめましょう。ふたをしたときに、料理《りょうり》がつぶれない高《たか》さになっていることも大切《たいせつ》です。

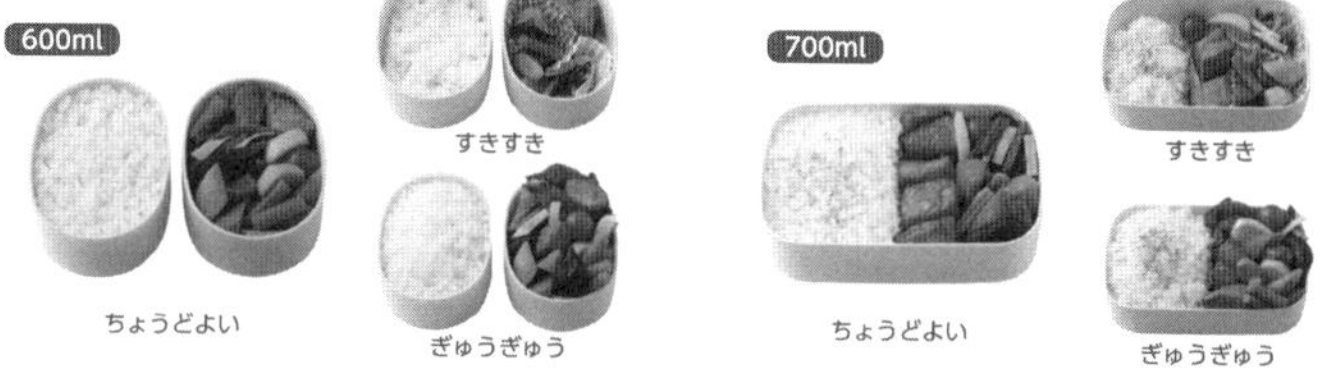

出典：ごはんしっかり！ ぴったり食事づくり、NPO法人食生態学実践フォーラム

「弁当箱法」は食事の料理構成がわかるので、献立が立てやすい

さて、小学生による「弁当箱法」の実践「ハートを食事でプレゼント！」（P18）では、「弁当箱法」が、バランスのよい食事づくりを子どもたち自身で考え、実践できることに、どのようにつながっているでしょうか。

まず、子どもたちはお年寄りへのインタビューによって、その方の体調や好みなどの情報を得ます。そして、それらの情報をもとに料理を考えます。そのときの料理構成は、もちろん主食・主菜・副菜です。「バランスのよさ」という抽象的な概念は、子どもにとってわかりにくいものですが、主食・主菜・副菜の枠組みは「バランスのよさ」を具体的に示してくれているので、子どもにもわかりやすい目安となります。

料理を決めていく際には、料理情報を増やすための教材『食事コーディネートのための主食・主菜・副菜料理成分表』（群羊社）を用いています。子どもたちは、料理のレパートリーやつくり方について十分な情報を持っていないことから、主菜・副菜ごとに料理が写真で掲載されている教材は力強いサポートになります。「Kさん、魚が好きって言ってたけど、サケのムニエルなんかどうかなぁ？」「ええ、それって何ページ、何番？」という会話が飛び交いながら、子どもたち自身で料理を決めていくことになります。

弁当箱はあくまでも〝ものさし〟―食器に盛り替えて量を確認する

「弁当箱法」はややもすると、5つのルールを守ればできる楽しい「弁当づくり」に終

わってしまうことがあります。楽しいことは大切なことですが、あくまで弁当箱は食事の〝ものさし〟ですから、普段の食事につながることが肝心です。

そこで、詰めた弁当を普段使う食器に移し替えて、普段の食卓につなげるようにします。すると、多くの人が「ええ、こんなに入っていたの！」と、その量の多さに驚きます。そして、普段の食事と違うところを確認してもらうと、「いつもはこの半分のごはんだわ」とおっしゃるお年寄りも少なくありません。

また、食器に盛り替えて食卓を整えることで、ごはんは左手前、主菜は右奥、副菜は左奥というように、料理の配膳についても学ぶこともできます。

参考文献・資料

1）足立己幸：料理選択型栄養教育の枠組みとしての核料理とその構成に関する研究、民族衛生、第 50 巻、第 2 号、70-107 (1984)
2）厚生省：食生活指針 (1985)
3）足立己幸、針谷順子：3・1・2 弁当箱ダイエット法、群羊社 (2004)
4）針谷順子：料理選択型栄養教育をふまえた一食単位の食事構成力形成に関する研究—「弁当箱ダイエット法」による食事の適量把握に関する介入プログラムとその評価、栄養学雑誌、第 61 号、349-356 (2003)
5）針谷順子、足立己幸：1 食単位の食事構成法「3・1・2 弁当箱法」の妥当性に関する栄養素構成面からの検討、名古屋学芸大学健康・栄養研究所年報、第 6 号、33-55 (2014)
6）平本福子：子ども主体の活動を支える “食事構成のわかりやすさ”、学校給食、No.731、46-47、(2015)
7）針谷順子、足立己幸：食事コーディネートのための主食・主菜・副菜料理成分表第 4 版、群羊社 (2017)
8）NPO 法人食生態学実践フォーラム：ごはんしっかり！ぴったり食事づくり(2018)

食から学童保育の役割を考える

―年齢の異なる子どもの共「食」の場

学童保育（放課後児童クラブ）は、一九五〇年代に父母が運営する共同保育をはじまりとして、二〇一七年には約３０００施設、１１５万人の子どもが利用するものとなっています。近年の学童保育をめぐる動向を見ると、二〇一二年に子ども・子育て支援法が改正され、二〇一五年度にはこれからの学童保育の望ましい方向についての共通の認識として、「放課後児童クラブ運営指針」が策定されました。

学童保育に、おやつはなぜ必要か

「放課後児童クラブ運営指針」では、学童保育のおやつについては、「子どもにとって放課後の時間帯に栄養面や活力面から必要とされるおやつを適切に提供する」とされ、学童保育における支援内容として位置づけられています。さらに、その提供にあたっては「補食としての役割もあることから、昼食と夕食の時間帯などを考慮して提供時間や内容、量などを工夫する」「安全及び衛生面に考慮すると共に、子どもが落ち着いて食を楽しめるようにする」と、考慮すべき点が具体的に示されています。しかし、現場からは、「夕食が食べられなくなる」「肥満の子どもが増えそう」「（児童館で）一般利用の子どももいるから困る」「アレルギーの事故が起こりそう」等々、さまざまな理由から、「おやつ」不要論も聞こえてきています。また、行儀よく座って黙って食べる指導がされているところもあれば、それぞれの子が好きな時間に食べるところもあるなど、学童保育の「おやつ」のあり方として疑問に思うことも少なくありません。

そこで、学童保育における「おやつ」の役割について、改めて問い直してみたいと思います。なお、子どもの身体の成長と「おやつ」の役割については、実践編に記しましたので、ここでは「一緒に食べる（共食）」場としての観点から考えてみたいと思います。

子どもの「共食（一緒に食べる）」の場が減っている

「みんなで一緒に食べる」は、現代の子どもたちにとって大きな意味を持っています。人と食卓を囲む「共食」は、社会的な動物である人間の基本的な食行動です。ところが、この人間の基本的な食行動が危うくなっています。

では、子どもが家族と一緒に食事をすることと、ひとりで食べることに、どのような違いがあるのでしょうか。足立己幸氏による一九九九年の調査結果から、次のようなことが明らかになりました。1点目は、食事内容の違いです。誰と一緒に食事をするかと何を食べるかは別のものですが、実際には関連しており、ひとりで食べる子どもの方が、家族一緒に食べる子どもよりも、食事の内容が栄養的に貧しいものになっていることがわかりました。2点目は、食事観すなわち食事に対する考え方の違いです。ひとりで食べている子どもは、「食事がつまらない」だけでなく、「食事はひとりがよい」と、積極的に孤食を選択していることに、この問題の複雑さがうかがえます。

子どもの孤食について、あれこれ考えているときに、『日本の学童保育』6月号「第3回遊びと人間関係について考える」で代田盛一郎氏が、子どもたちの「人と関わりたい」という意欲そのものが低下していることを指摘されているのを読み、ことの深刻さを改めて感じました。そして、今こそ、子どもたちの人間関係の育ちを、「共食（一緒に食べる）」の場づくりから支援することが必要だという思いを強く持ちました。

共食の場を家庭から地域へ

家庭での子どもの孤食が増える中で、共食の場を家庭から地域に広げるという考え方も提唱されています。これぞ、学童保育の出番だと思いませんか。毎日のおやつや長期休みの昼食の場が、「共食」の観点から期待されているのです。

ただ、子どもたちが一緒に座って食べるだけでは、「共食」のよさは生まれません。「一緒に食べるとおいしいね」という気持ちを育むには、「放課後児童クラブ運営指針」にもあるように、「子どもが落ち着いて食を楽しめるようにする」ことが重要なのです。冒頭に、おやつの場が必ずしも望ましい形になっていない学童保育があることに触れました。また、二〇一四年に宮城県内学童保育でおやつの調査をしたときにも、おやつのことについて、「昔からこうしているから」「考えたことがない」という支援員や保護者の方が半数近くおられました。今一度、「共食」の場としての学童保育の再考を。

「共食」から「共」食行動へ

また、「共食」のとらえ方を広げることで、人々の共食行動を広げていくという考え方もあります。足立氏は、「共食」を人と一緒に食べることだけではなく、つくったり、話し合ったりするなど、〝食行動を一緒にする（共有する）こと〟ととらえ直すことを提案しています。

このことを学童保育で考えると、おやつや食事を一緒に食べるだけでなく、準備する（つくる）ことや、そのための話し合いを皆ですることです。おやつや食事を準備するというと、台所での調理作業をイメージされる方が多いのですが、準備は「何を準備する（つくる）か」を考えるところからはじまっています（Ｐ１４４）。ですから、実践編にもあるように、子どもたちと一緒にどのようなおやつを買ったらよいかを話し合うのも、食に関することを一緒にする「共食」なのです。

参考文献・資料

1）平本福子：学童保育の“おやつ”の役割を再考する、日本の学童保育、7月号、p29-33、全国学童保育連絡協議会（2013）
2）平本福子：食から広がる学童保育の生活と子どもの育ち、日本の学童保育、7月号、p10-14、全国学童保育連絡協議会（2018）
3）代田盛一郎：遊びと人間関係について考える、日本の学童保育、6月号、p46-51、全国学童保育連絡協議会（2018）
4）厚生労働省：放課後児童クラブ運営指針（2017）
5）厚生労働省：放課後児童クラブ運営指針解説書（2017）
6）足立己幸：なぜひとりで食べるの　食生活が子どもを変える、日本放送出版協会（1983）
7）足立己幸：知ってますか子どもたちの食卓、日本放送出版協会（2000）
8）高橋比呂映、平本福子：宮城県の学童保育におけるおやつの現状と課題、宮城学院女子大学生活環境科学研究所研究報告、第46号、p33-42（2014）

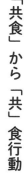

一人ひとりの食事量をどうとらえるか

―子どもの選択力を育む保育所給食に

食育基本法（二〇〇五）にはじまる近年の「食育」の流れの中で、保育所では「楽しく食べる子どもに―保育所における食育に関する指針―」（二〇〇四）、「保育所における食育の計画づくりガイド」（二〇〇七）、「保育所保育指針」（二〇〇八）、「保育所における食事の提供ガイドライン」（二〇一二）が次々と提示されてきました。また、食事の栄養的な評価についても、「日本人の食事摂取基準」（二〇〇五）が策定され、二〇一〇年、二〇一五年と改訂されました。ここでは、「自分らしく食べる子どもに」（P70）の実践の背景となる問題意識を整理してみました。

給食の食事量についての科学的根拠、「食事摂取基準」の思想

保育所における給食の給与栄養量は、「日本人の食事摂取基準」に基づいて設定されており、栄養士はこの給与栄養目標量をもとに献立を立てています。「食事摂取基準」とは、健康な個人または集団を対象として、健康の維持・増進、生活習慣病の予防を目的として、エネルギー及び各栄養素の摂取量の基準を示すものです。また、その策定にあたっ

ては、可能な限り科学的根拠に基づいて行うことを基本とし、国内外の学術論文が最大限に活用されています。ここで注目すべきは、「『真の』望ましい摂取量は個人によって異なり、また、個人内においても変動する。そのため、『真の』望ましい摂取量は測定することも算定することもできず、その算定においても、その活用においても、確率論的な考え方が必要となる」ということです。つまり、「個々人に必要な食物の摂取量を正確に把握することはできない」が最も科学的な考え方なのです。

「食事摂取基準」ではこの考え方に基づき、その人にとっての望ましい摂取量を一定の幅をもってとらえることとなっています。このことは、一般の人から見れば極めて当たり前のことですが、「栄養所要量」というひとつの数値を充足させるという考え方に長年縛られてきた給食関係者にとっては画期的なものです。

個人差が大きい幼児と、平均値の給食

また、従来のように「集団」をひとつの単位としてではなく、多数の「個人」が集まったものとしてとらえるという考え方も、ここではじめて示されました。

例えば、エネルギー（カロリー）給与量の算定には、体位（身長・体重）が用いられますが、幼児の体位は個人差が大きいのです。また、エネルギー（カロリー）給与量の算定には、身体活動量も関係します。しかし、身体活動レベル（低い・普通・高い）は6歳以上では3段階ですが、5歳以下は「普通」のみです。幼児については研究報告が少なく根拠が明らかでないことから、身体の活動量はエネルギー（カロリー）給与量に

反映されていないのです。

実際に、各保育所で給食のエネルギー（カロリー）給与量を算出する際には、3〜5歳児では、子どもの体位の測定値（平均）をもとに1日分の値を出し、その45％を給食＋おやつ分とするのが一般的です。その際、自宅から持参する主食については、「ごはん110グラム」とみなして、副食分（概ね400キロカロリー前後）を算出しています。ただ、実際には、家庭から持参する主食量の差も小さくありません。ちなみに、亘理保育所（4歳児）では、ご飯が60〜140グラム（平均約90グラム）でした。

以上のように、幼児の体位、活動量、主食量には個人差が大きいことがわかります。しかし、実際の給食づくりでは、各園児の給与量の平均値を算出し、人数を乗じて、給食の全体量を出し調理するのが一般的です。このように、給食がつくられるプロセスでは、一人ひとりの子どものその日の適量は、給食の全体量の中でゆるやかに存在していると言ってよいでしょう。それは、盛りつけるときや食べるときに、その子に合わせて調節することが前提となっているからなのです。加えて、子どもの健全な発達・発育のための食物摂取量の評価は、1か月間程度での平均とされており、1食の摂取量にこだわる根拠は少ないのです。だからこそ、実際に食べる場面で、一人ひとりの子どもに合った配慮が必要なのです。

大人の願いと子どもの気持ちの間で

私たち大人は、子どもたちがいろいろなものを食べて健康な身体と心を育んでほしいと願っています。しかし、時間にゆとりのない生活の中で食事への配慮が後回しになり、幼い子どもたちの味覚や嗜好が十分に育まれていないこともあり、大人の願いと子どもの気持ちや行動の間の隔たりが大きくなっています。年配の保育者や栄養士は「昔はこんなことなかったんだけどね」ととまどい悩みます。そこで、「配られた食事は残さず食べましょう」「嫌いなものもがんばって食べましょう」という〝強硬手段〟になってしまっているところもあるようです。

しかし、亘理保育所の実践（P70）にあるように保育者・栄養士やまわりの子どもが「おいしいよ」と声がけをしたり、おいしく食べている様子を見る日々を少しずつ重ねていくことで、今まで避けていたものを食べるようになることがあるのです。長い生涯の中の出発点である幼児期は「食べる意欲を培う」時期です。子どもの気持ちに寄り添いながら、できるところからはじめ、成果をていねいに振り返りながらすすめたいと思います。

参考文献・資料

1）厚生労働省：楽しく食べる子どもに―保育所における食育に関する指針―（2004）
2）内閣府：食育基本法（2005）
3）杉原百利：改訂「日本人の食事摂取基準（2005年版）」に伴う平成18年度金沢市保育所児の身体状況調査結果及び給与栄養目標量の算出、児童福祉施設給食関係調査研究抄録 211-217、（2008）
4）菱田明、佐々木敏監修：日本人の食事摂取基準 2015年度版、第一出版（2015）
5）国立健康・栄養研究所：日本人の食事摂取基準（2015年版）の実践・運用―特定給食施設等における栄養・食事管理、第一出版（2015）
6）厚生労働省：保育所保育指針（2018）

回想法と世代間交流の理論と活用

──食をとおした高齢者と大学生の関わり

「お年寄りに『食の思い出』を聴く」（Ｐ１０６）では、食をとおした高齢者と大学生の世代間交流による実践を報告しました。この実践では、回想法や世代間交流の理論や考え方を活用しています。

認知症予防としても広まる「回想法」

回想法とは、昔の経験や思い出を語ることで、高齢者が自己効力感を高めたり、自分の人生を肯定的にとらえたりする方法です。社会福祉学の野村豊子氏は、「人生は、過去の体験や出来事が、縦糸や横糸となって織り成される1枚の織物のようなものである。無数の織り目には、楽しさとやさしさと同時に、つらさや悲しみも込められており、それには1枚として同じものはない。人は何かをきっかけとして、この1枚の織物に織り込まれている過去の出来事、出会った人々、懐かしい場所や景色、聞き覚えのある声や歌、昔に味わった食べ物などを当時のさまざまな思いと共に回想する」と述べています。

回想法は、一九六〇年代にアメリカの精神科医ロバート・バトラー氏が提唱したのがはじまりで、認知症の方への心理療法のひとつとされてきました。日本においても回想法の実践は、病院や特別擁護老人ホームなどで行われてきましたが、近年は認知症予防として一般の高齢者にも行われるようになり、病院、施設から地域へと広がりをみせています。

「回想法」を活用して、高齢者と若者を食でつなぐ

回想法は多人数を対象として行う「グループ回想法」と、マンツーマンで行う「個人回想法」がありますが、今回の実践では、お年寄りと学生各2名の中間型で行いました。なぜかと言うと、多人数では、ひとりずつの話をていねいに聴くことが難しく、マンツーマンではお互いが緊張してしまうからです。学生たちは回想法について参考書籍をもとに学んだだけで、回想法の研修を受けたわけではありませんが、お年寄りの話に相づちを打つなど興味を持って聴き、若者らしい傾聴を心がけていました。このように、先行実践・先行研究を自分たちの実践に合うように変えながら「活用」していくことが、自分らしい実践のつくり方かと思います。

地域に暮らすお年寄りに大学生が「食の思い出を聴かせていただけますか？」とたずねると、お年寄りはうれしそうな顔で、おいしく食べた経験やつくるのに手間がかかったことなどを話してくれます。これらの様子を見ていると、食の思い出を語ることは、お年寄りも若者も共に楽しめる場であることがわかります。

また、若者が「へえ、おもしろい。もっと聴かせてください！」と言うと、お年寄り

は「待ってました」とばかりに話をはじめられます。そのことにより、事後アンケートにみられたように、「若い人の役に立った」と思う気持ちが高まったのだと思います。

このように、食の思い出は誰にでもあるので年齢や性別に関わらず、どなたにも聴くことができるよいテーマだと思います。一方、食の思い出には「食事・料理をつくる」ことがあり、特にこの実践のように聴き手が食に関心がある若い女性だと、料理づくりの話だけになりがちです。そうすると、女性のお年寄りが話の中心になってしまい、男性の出番がなくなることもあるので、配慮が必要かと思います。

「世代間交流」から、共食の場を考える

世代間交流とは、「異世代の人々が相互に協力し合って働き、助け合うこと。高齢者が習得した知恵や英知、ものの考え方や解釈を若い世代に言い伝えること」（サリー・ニューマン、一九九七）とされています。また、そのプログラムは、「高齢者と若者の間における意図的で継続的な資源の交換と相互学習」（国際世代間交流協会）とされ、学校、保育園・幼稚園、地域社会、施設、病院などをはじめ、さまざまな場で行われています。

世代間交流は、一九六〇年代に子どもと高齢者の断絶による負の関係を解決するために、アメリカではじまりました。日本では一九六〇年代の急激な経済発展による核家族化がきっかけとなり広まりました。この時期の世代間交流は、伝統文化の伝承や高齢者の孤立を防ぐことなどが目的で、自然発生的なものでした。その後、一九八〇年代になると核家族化の進行と共に、子育てや介護が社会問題となりました。

また、一九九〇年代には高齢者施設と保育園・幼稚園などを併設する統合ケアが実施されますが、計画・実施・評価するコーディネーターがいないことから、人々の交流につながってはいませんでした。世代間に関する研究は家族論や社会学などで行われていますが、世代間交流は社会現象を分析する科学というよりも、むしろ現実の課題を解決していこうとする実践的なものとしての歴史を持っています。

世代間交流を「食」から見ると、「共食」の概念につながります。また、「共食」は、一緒に食べるだけでなく、話をしたり、食事をつくるなどの食行動を共有することと広義にとらえると、「お年寄りに『食の思い出』を聴く」実践は、お年寄りと大学生が、話をして、料理をつくり、一緒に食べるというフルコースのプログラムです。

また、この実践では「回想法」に、聴いた料理を一緒につくることを加えました。すると、「若い人に伝えられた」という自己効力感が際立って高くなり、〝実際にやってみる〟ことの効果を改めて実感しました。

参考文献・資料

1）野村豊子：回想法とライフレビュー　その理論と技法、中央法規（1998）
2）回想法・ライフレビュー研究会編：回想法ハンドブック Q&A による計画スキル、効果評価、中央法規（2001）
3）草野篤子：インタージェネレーション、コミュニティーを育てる世代間交流、現代のエスプリ、至文堂（2004）
4）田渕恵、権藤恭之：高齢世代が若年世代からポジティブなフィードバックを受け取る場面に関する研究、日本世代間交流学会誌、Vo.1、No.1、p81-87（2011）
5）平本福子、足立己幸：児童・高齢者交流による相互教育力を活かした食教育プログラムの開発、日本世代間交流学会第 4 回全国大会要旨集、p27（2013）

column

食べることもつくることも大好きな両親

私が料理づくりに興味を持ったのは、料理好きの母の影響かもしれません。私は1952年に三重の農村地域で生まれましたが、その頃の子どもは家事の手伝いをするのは当たり前で、食事の準備もそのひとつでした。「伊勢イモ」と言って粘りの強い山イモがあるのですが、それでとろろ汁をつくるときに、すり鉢を押さえる係は、いつも妹の私でした。だしの量を加減しながら、すりこぎを上手に使う母の手際のよさを見ていたものです。

母は今年で92歳。昔の人ですから手づくりが当たり前で、コロッケからカボチャのポタージュまで、何でもつくってくれました。それも大量につくって、人にあげるのが好き。近所に仕事から帰るのが遅い人がいると、カレーやコロッケをつくってあげていました。

また、母は「スーパーでタマネギが入っている赤いビニールの網があるでしょ。あれに茹でたナスを入れて水気を絞るとすごくいいわよ」など、合理的だけど、ちょっとユニークなアイディアを考えるのが好きでした。母のつくるたくわんは近所でも大評判。私の師である上田フサ先生に「これはなかなかつくれない味」と褒められたときの、何ともうれしそうな顔は忘れられません。

10年前に亡くなった父は、普段はほとんど料理づくりをしませんでしたが、夏の定例キャンプでの飯盒炊飯では嬉々として、晩年には材料の準備を母にさせて自分流のチャーハンをつくるのが好きでした。食べることが大好きで、どこの店がおいしいなどの情報は本当によく知っていました。

今、改めて振り返ってみると、私が料理や食事をつくることの楽しさを伝える仕事についたのは、そのことをおもしろがっていた両親を見ていたからかもしれません。

3章

役に立つ資料編

本文には載せきれないたくさんの資料があります。可能な限りそのままの図版を転載し、解説を添えました。

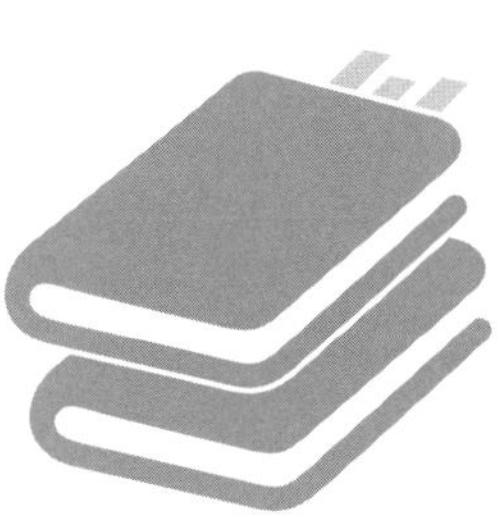

学習の流れを学習者と支援者で共有するために

下記は、p18「ハートを食事でプレゼント!」での活用事例です。「1枚ポートフォリオ」とは、1枚のシートの中に学習履歴を記録するもので、学習者は学習の流れや意味を自覚することができ、支援者は学習者に寄り添った支援と評価につながります。

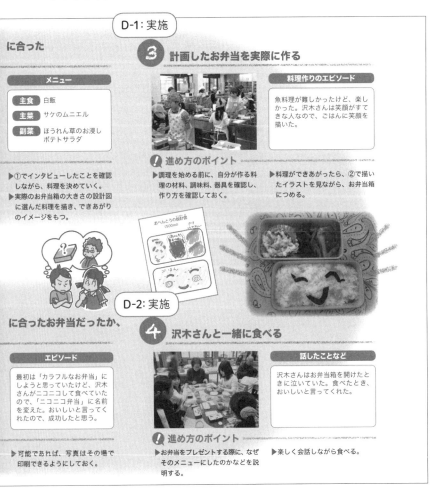

D-1: 実施

に合った

メニュー

主食 白飯

主菜 サケのムニエル

副菜 ほうれん草のお浸し ポテトサラダ

▶①でインタビューしたことを確認しながら、料理を決めていく。

▶実際のお弁当箱の大きさの設計図に選んだ料理を描き、できあがりのイメージをもつ。

3 計画したお弁当を実際に作る

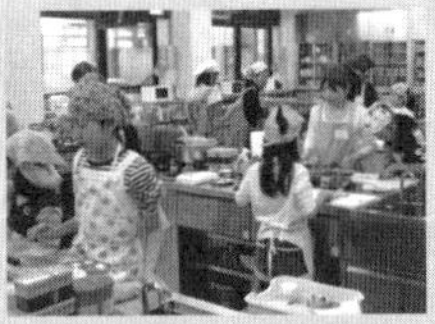

料理作りのエピソード

魚料理が難しかったけど、楽しかった。沢木さんは笑顔がすてきな人なので、ごはんに笑顔を描いた。

進め方のポイント

▶調理を始める前に、自分が作る料理の材料、調味料、器具を確認し、作り方を確認しておく。

▶料理ができあがったら、②で描いたイラストを見ながら、お弁当箱につめる。

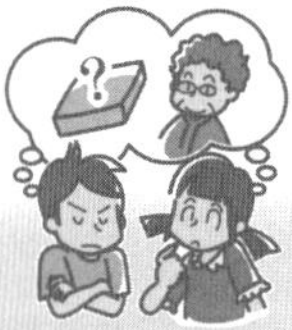

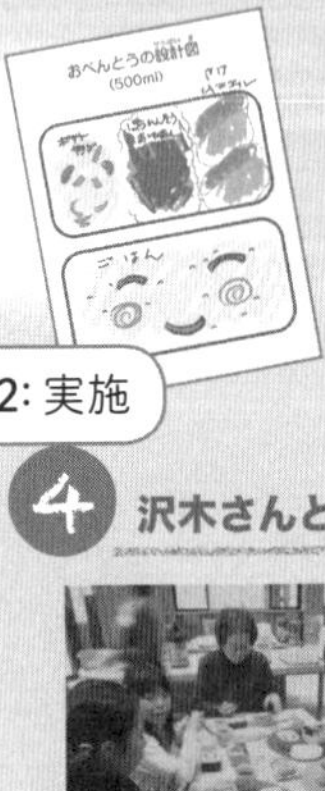

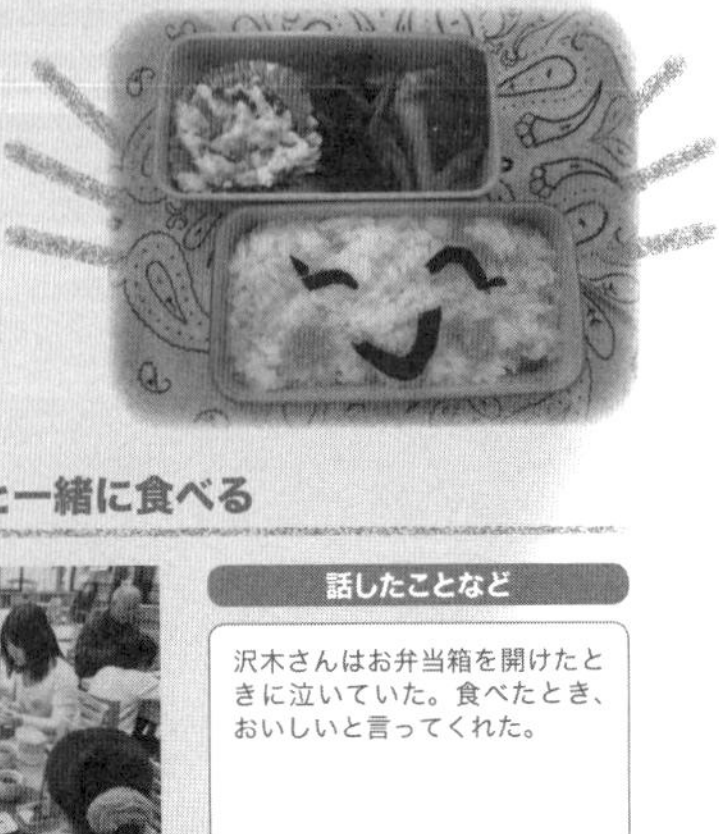

D-2: 実施

に合ったお弁当だったか、

エピソード

最初は「カラフルなお弁当」にしようと思っていたけど、沢木さんがニコニコして食べていたので、「ニコニコ弁当」に名前を変えた。おいしいと言ってくれたので、成功したと思う。

▶可能であれば、写真はその場で印刷できるようにしておく。

4 沢木さんと一緒に食べる

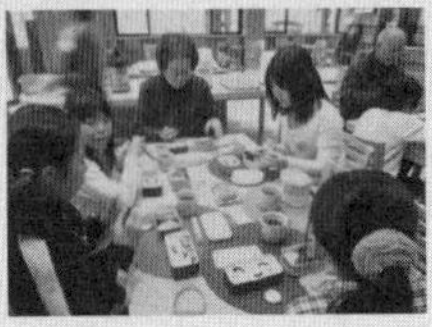

話したことなど

沢木さんはお弁当箱を開けたときに泣いていた。食べたとき、おいしいと言ってくれた。

進め方のポイント

▶お弁当をプレゼントする際に、なぜそのメニューにしたのかなどを説明する。

▶楽しく会話しながら食べる。

参考:堀哲夫、1枚ポートフォリオ評価小学校編、日本標準(2006)

「1枚ポートフォリオ」の活用

プログラムの流れを「つ」の字状で表記し、A（アセスメント）、P（計画）、D（実施）、C（評価）の学習全体の流れを1枚のシートに“見える化”し、書き込み式のワークシートを設けました。

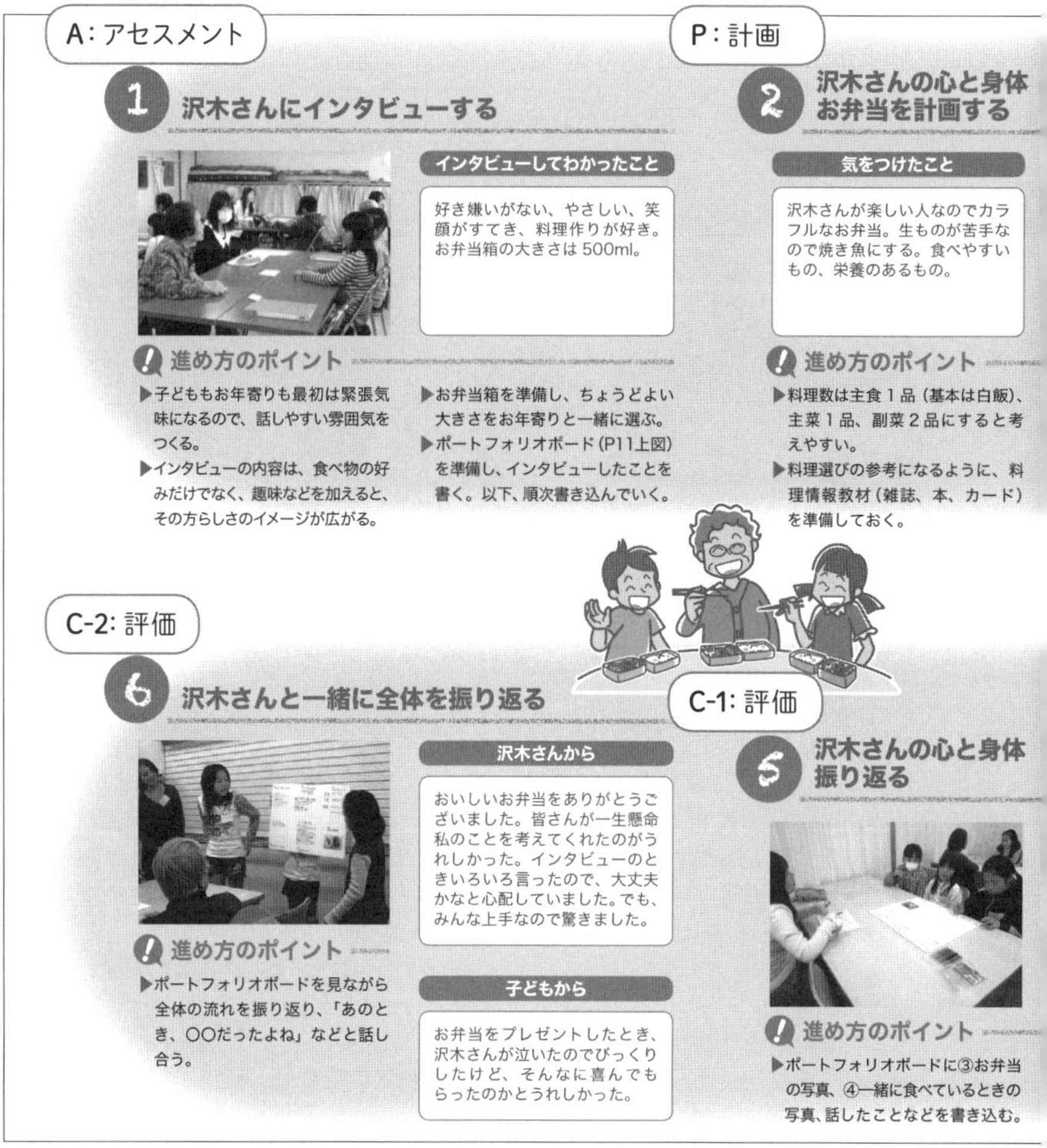

A：アセスメント

1 沢木さんにインタビューする

インタビューしてわかったこと

好き嫌いがない、やさしい、笑顔がすてき、料理作りが好き。お弁当箱の大きさは500ml。

進め方のポイント

▶子どももお年寄りも最初は緊張気味になるので、話しやすい雰囲気をつくる。
▶インタビューの内容は、食べ物の好みだけでなく、趣味などを加えると、その方らしさのイメージが広がる。
▶お弁当箱を準備し、ちょうどよい大きさをお年寄りと一緒に選ぶ。
▶ポートフォリオボード（P11上図）を準備し、インタビューしたことを書く。以下、順次書き込んでいく。

P：計画

2 沢木さんの心と身体お弁当を計画する

気をつけたこと

沢木さんが楽しい人なのでカラフルなお弁当。生ものが苦手なので焼き魚にする。食べやすいもの、栄養のあるもの。

進め方のポイント

▶料理数は主食1品（基本は白飯）、主菜1品、副菜2品にすると考えやすい。
▶料理選びの参考になるように、料理情報教材（雑誌、本、カード）を準備しておく。

C-2：評価

6 沢木さんと一緒に全体を振り返る

沢木さんから

おいしいお弁当をありがとうございました。皆さんが一生懸命私のことを考えてくれたのがうれしかった。インタビューのときいろいろ言ったので、大丈夫かなと心配していました。でも、みんな上手なので驚きました。

子どもから

お弁当をプレゼントしたとき、沢木さんが泣いたのでびっくりしたけど、そんなに喜んでもらったのかとうれしかった。

進め方のポイント

▶ポートフォリオボードを見ながら全体の流れを振り返り、「あのとき、○○だったよね」などと話し合う。

C-1：評価

5 沢木さんの心と身体振り返る

進め方のポイント

▶ポートフォリオボードに③お弁当の写真、④一緒に食べているときの写真、話したことなどを書き込む。

出典：平本福子・足立己幸著、「共食」でつなぐ世代間交流ワークブック（2013）

魚を題材に地域学習

これは、「さかな丸ごと食育」（p34、40、46）の教材「さかな丸ごと探検ノート」です。この教材はテキストというよりも、学習者が“探検したこと”などを書き込みながら用いていく“ノート”なので、表紙中央の「　　の」に自分の名前を書くことから学習がスタートします。また、内容は全体図からはじまり、魚の「生態」「生産・流通」「食事づくり・食べる」「生活・環境」の4つの側面から、魚を“丸ごと”学習できるようになっています。

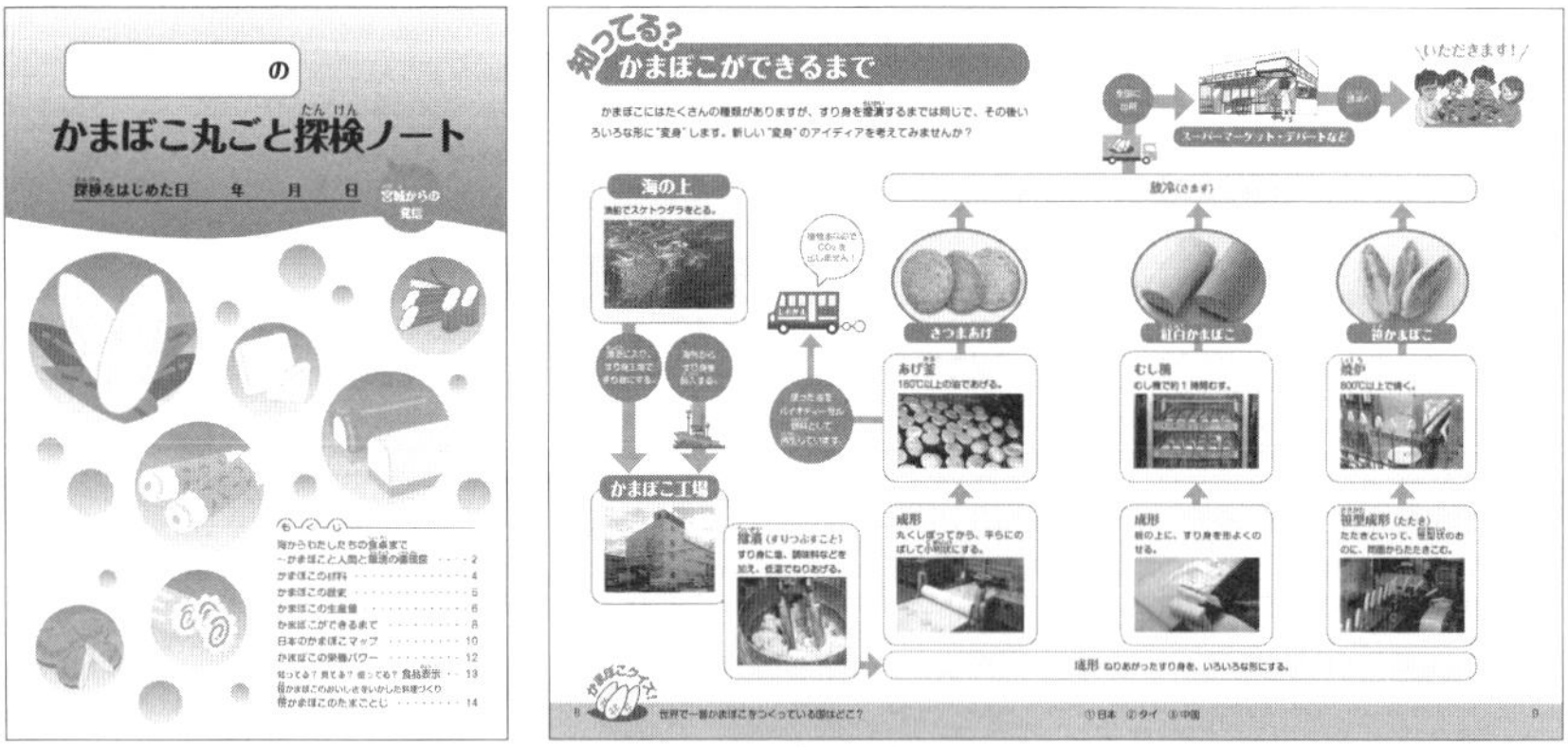

出典:平本福子編著、かまぼこ丸ごと探検ノート、(一財)東京水産振興会(2015)

p34「『さかな丸ごと食育』で復興を応援」で用いた教材です。

東日本大震災前は、宮城県はかまぼこ生産量が全国1位。中でも、塩竈は揚げかまぼこが有名です。上記の「かまぼこができるまで」では、揚げかまぼこで使った廃油をバイオディーゼル燃料にして、市内のバスを動かしていることを取り上げました。実際に見学に行った様子は、p38に報告したとおりです。

このように、地域の魚をテーマにした学習は、地域に密着した臨場感のある食育実践につながります。


これら「さかな丸ごと探検ノート」の基本構成をもとにした地域展開版の教材は、宮城のかまぼこ・銀ザケ・クジラ、岩手の秋サケ、青森のホタテ、愛知のウナギ・メヒカリ、東京（八丈島）のトビウオなどがつくられ、それぞれの地域で「さかな丸ごと食育」が実践されています。

「さかな丸ごと探検ノート」の地域展開版

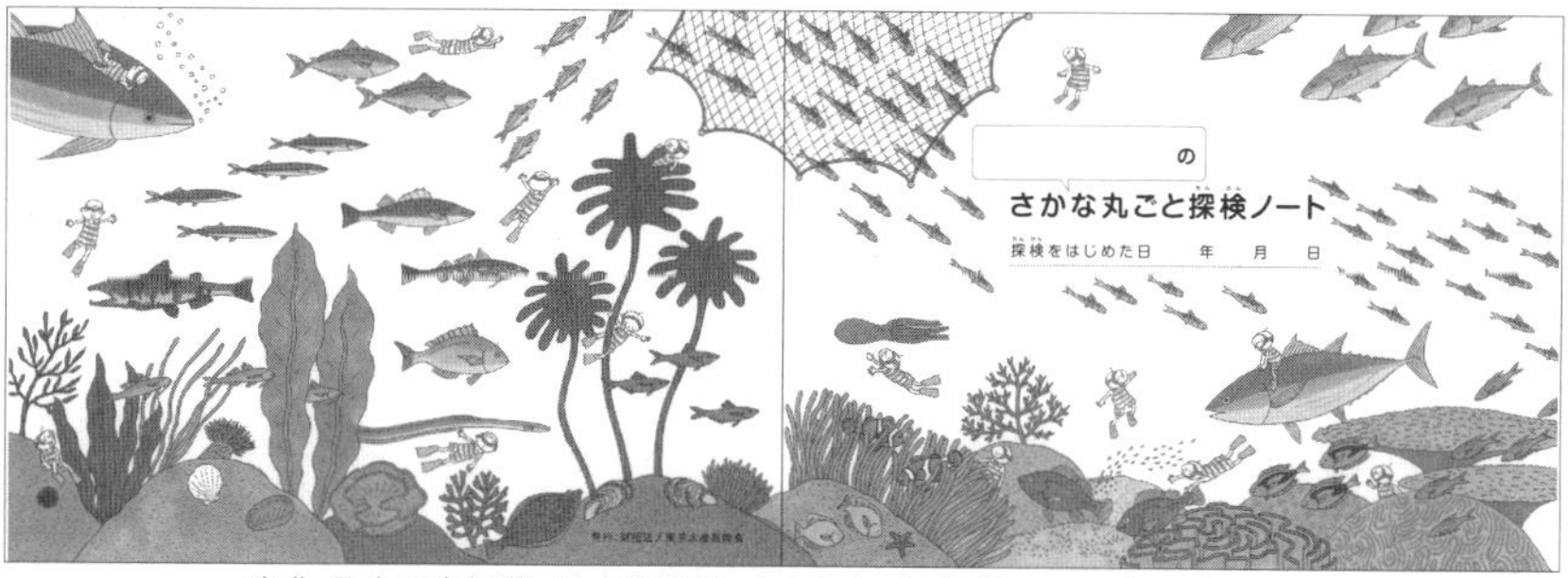

出典:足立己幸編著、竹内昌昭著、さかな丸ごと探検ノート、(一財)東京水産振興会(2011)

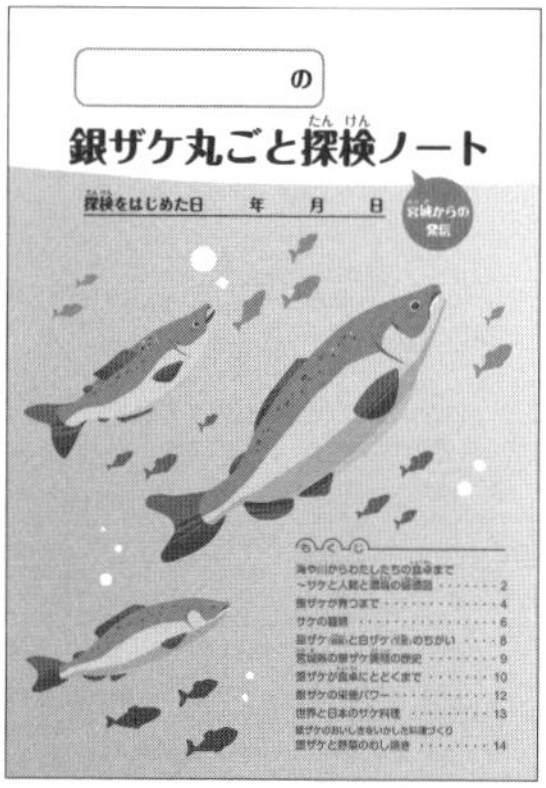

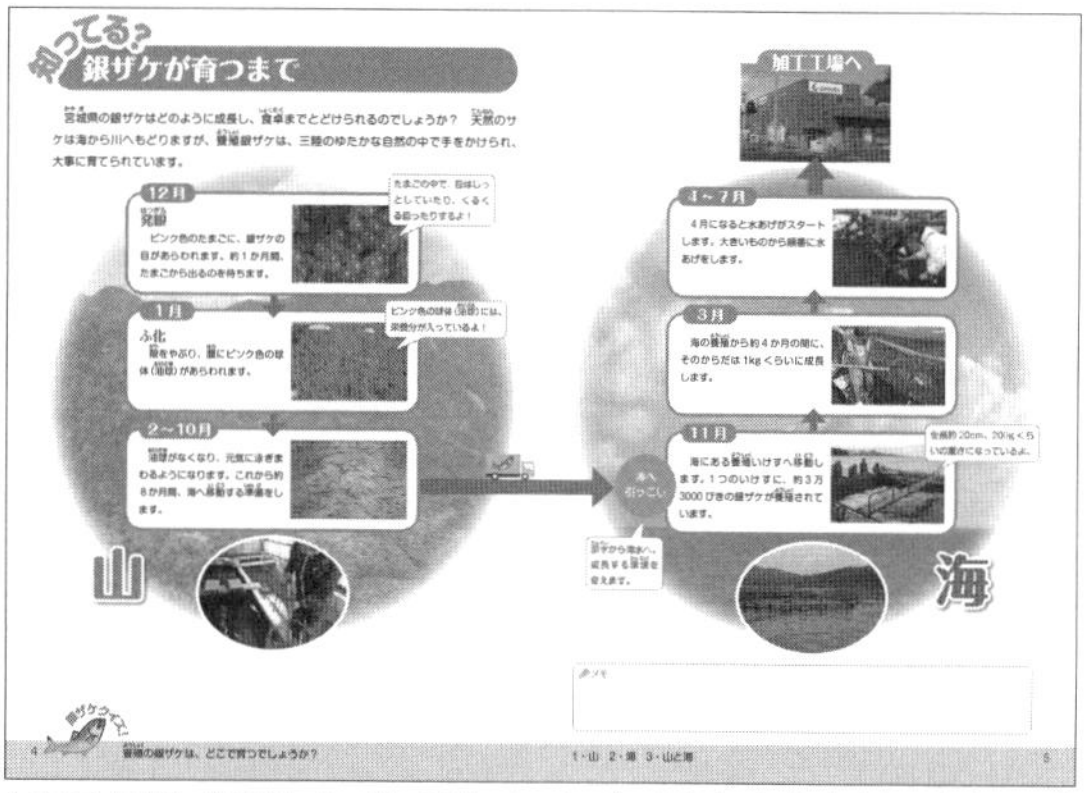

出典:平本福子編著、銀ザケ丸ごと探検ノート、(一財)東京水産振興会(2015)

p46「銀ザケは山で育つ？ 海で育つ?」で用いた教材です。銀ザケは、宮城県が日本の養殖の９割を占める代表的な魚で、最盛期にはテレビなどで沿岸部での出荷の様子が流されます。

しかし、銀ザケの養殖は山（蔵王）で１年、海（南三陸）で半年と、意外にも山での期間の方が長いのです。そこで、山（蔵王）の小学校で授業を行い、自分たちの地域で大切に育てた銀ザケが海に運ばれ、また自分たちの食卓に戻ってくることを学習しました。

上記の「銀ザケが育つまで」に記載されている卵や稚魚は、実際の授業で山の養殖業者の方に見せていただきました（p46）。

授業後の子どもたちの感想には、「銀ザケは蔵王の自慢」など、食育をとおして地域の再発見ができました。

※これらの教材は、一般財団法人東京水産振興会研究事業「さかな丸ごと食育」研究（代表:足立己幸）の一環として制作されています。

食物摂取・食行動・食環境の関係　生活の質（QOL）をゴールとして

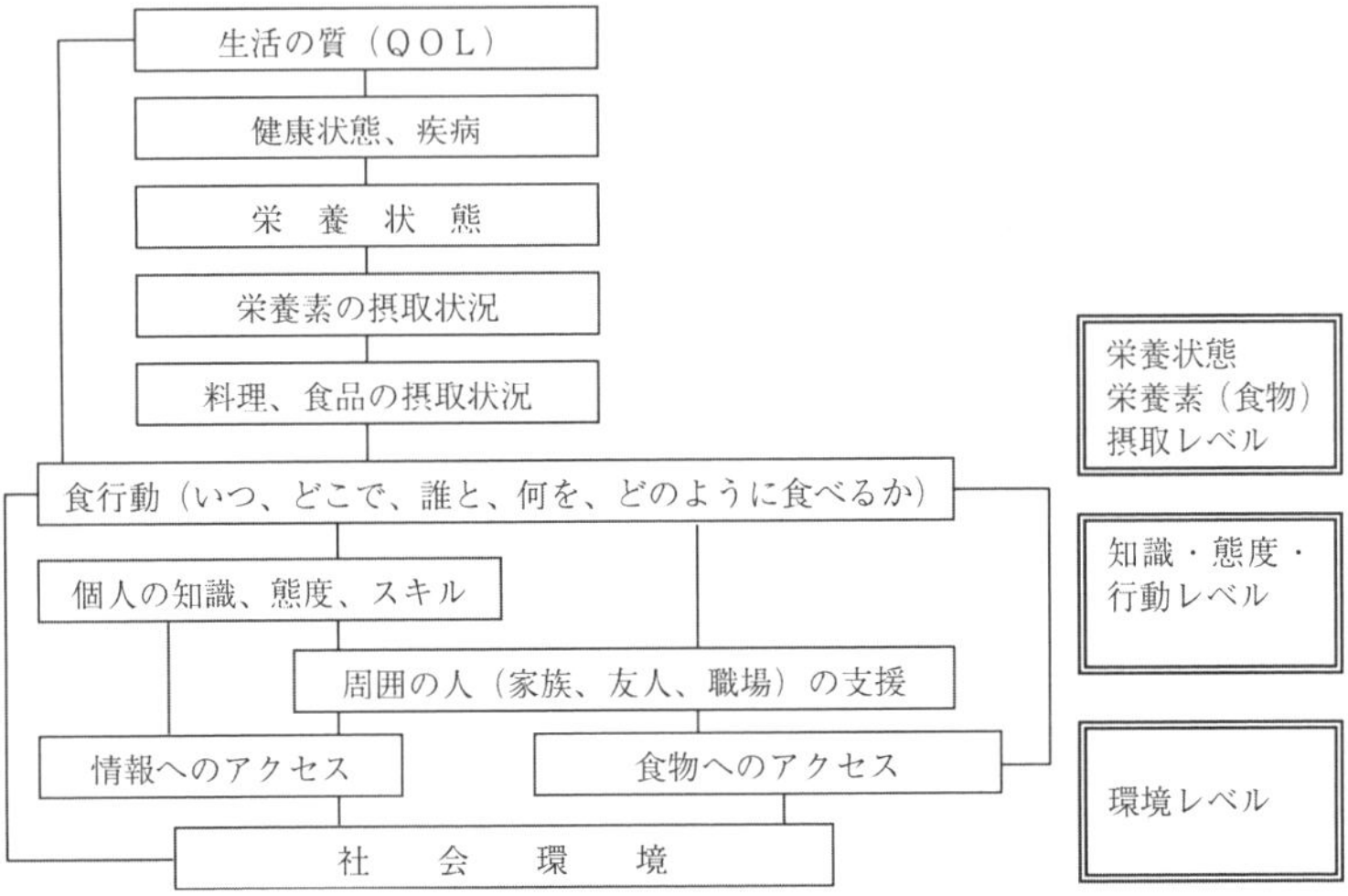

栄養・食生活と健康、生活の質などの関係について

出典:厚生省、21世紀における国民健康づくり運動（健康日本21）について報告書（2000）

この資料は、私たちの食生活の栄養・健康面の関係を理解するのにぴったりの図です。まずは最終目標が健康な身体ではなく、生活の質（QOL）であること。健康な身体は自分がいきいきとやりたいことを実現するための手段であり、目標・目的ではないのです。

また、この図（階層図）は、上を下が支えるという関係にあります。例えば、「健康状態」をよくするためには、「栄養状態」がよくなければならない、さらに「栄養状態」をよくするためには「栄養素の摂取状況」がよくなければならないという関係にあります。

ですから、その人が何をどのように食べるか（食行動）は、その人がどのような知識や態度（考え方、意欲など）、スキルを持っているかによります。

また、食行動や知識・態度・スキルは、周囲の人の関わりにも影響されます。さらに、それらは食物や食情報をどれだけ入手できるかに、また、それらは施策や制度などの社会環境に支えられているという関係にあります。

これらのことから、目の前のひとつの現象（例えば、子どもが朝食を食べないなど）に着目する際にも、他の要因との関連の中でとらえるようにすることが重要です。

食育は、人々の「知識・態度・行動レベル」をよりよくしていくための支援活動ですが、それらを支える「環境レベル」についての働きかけも、食育活動です。

食事の栄養バランスを評価する 学習者により異なるアプローチ

食事レベル

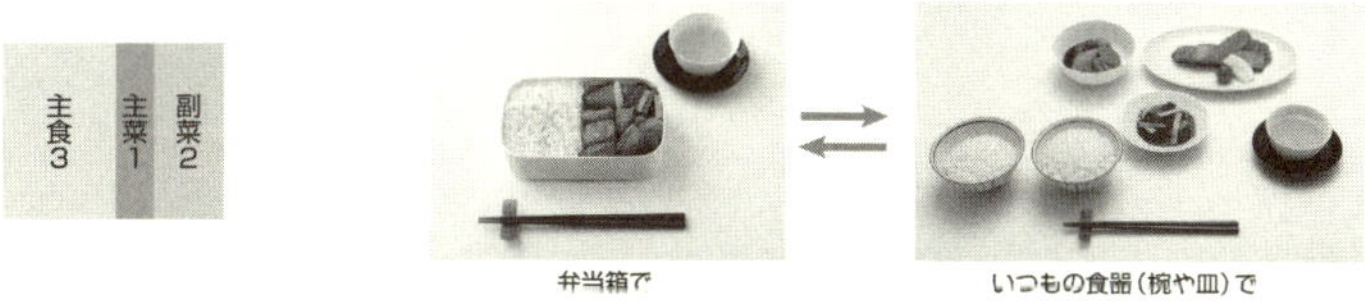

料理レベル

核料理	主食	主菜	副菜	その他
料理名	ごはん	さけの照り焼き	根菜の煮物 青菜の炒め物 サラダ菜・プチトマト	煎茶

食材料レベル

食材(食品)群	穀類	肉類	魚介類	卵類	大豆・大豆製品	砂糖・油脂など	緑黄色野菜	淡色野菜	きのこ類・種実類	海藻類	いも類	果物	乳類	他
食材料	米	ハム	さけ			砂糖 油	にんじん さやいんげん 小松菜 トマト	たけのこ ごぼう サラダ菜	ごま しいたけ		さといも こんにゃく	レモン		煎茶
合計重量（g）	108	10	80			10.3	90	35	11		45	10		100
目指す量(g)	97	90				10	217							
目指す量に対する割合	111.3	100.0				103.0	88.0							

栄養素レベル

栄養素（単位）	エネルギー (Kcal)	炭水化物 (g)	たんぱく質 (g)	脂質 (g)	カルシウム (mg)	鉄 (mg)	ビタミンA (μg)	ビタミンB_1 (mg)	ビタミンB_2 (mg)	ビタミンC (mg)	食物繊維 (g)	食塩相当量 (g)
主食	393	84.0	6.8	1.5	17	1.0	0	0.09	0.02	0	0.6	0.0
主菜	190	4.3	16.2	10.2	16	0.4	46	0.13	0.14	10	0.2	0.7
副菜	135	16.5	4.7	6.6	129	2.4	262	0.17	0.17	32	4.8	1.7
その他	2	0.2	0.2	0.0	3	0.2	0	0.00	0.05	6	0.0	0.0
合計	720	105.0	27.9	18.3	165	4.0	308	0.39	0.38	48	5.6	2.4
目指す量	700	100.6	28.9	19.4	233	2.5	283	0.43	0.50	33	6.7	2.7
バランス得点（目指す量を100としたときの割合）	103	104	97	94	71	160	109	91	76	145	84	89

目指す量とは、食材料レベル：4つの食品群の年齢別・性別・身体活動レベル別食品構成 50～69歳男性 身体活動レベルⅠの約1/3量
栄養素レベル：日本人の食事摂取基準（2015年版）50～69歳男性 身体活動レベルⅠの約1/3量

出典:「3･1･2弁当箱法」とは、NPO法人食生態学実践フォーラム

「食事」はそれを構成する「料理」、料理のもとになる「食材料」、食材料（食品）に含まれる「栄養素」の４つの段階（レベル）から、栄養的に評価することができます。また、「栄養素」は食事摂取基準、「食材料」は食品群・食品構成、「料理」は核となる料理（主食・主菜・副菜）など、それぞれに評価の基準となるものがあります。

さらに、食事の評価方法は、誰が評価するかによって異なります。例えば、一般の生活者は目で見てわかる料理（主食・主菜・副菜）がそろっているかどうかが、わかりやすい評価方法であることから、「食生活指針」（2016）には「主食・主菜・副菜を基本に食事のバランスを」と提言されています。一方、管理栄養士などの専門家は、栄養素を含むすべてのレベルで評価し、食生活支援の際には話す相手によって使いわけています。

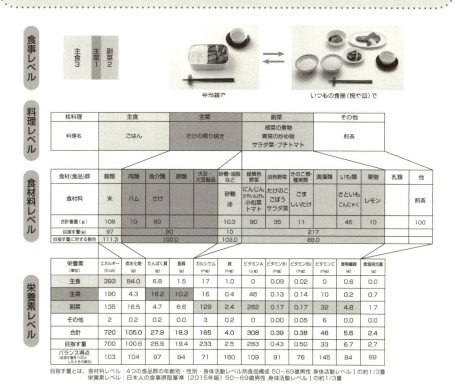

「アクティブ食育」をアクティブラーニングの視点で問いかける

著者・平本福子氏が幼少期から大好きな「調理・食事づくり」で人間表現力を存分に発揮し、書名の問いかけ「『深い学び』が動き出す！ 食育の場をどうデザインするか」を自問自答しつつ、食育の原点に迫る、すばらしい1冊の誕生です。ずっしり重いゲラを預かったその夜に、ぐいぐい引き込まれて一気に読んでしまいました。

魅力のひとつは、著者がすぐ隣で普段着のまま自問自答しつつ問いかけてくるような、生々しい文章です。食育実践現場でのやり取り、子どもや住民たちが困惑し、知恵を出し合い、ささやかな可能性を見つけて喜び、実行し、他の人に伝えたくなって、伝え合っていく現場の、色合いや匂いも熱気もリアルに伝わってくるような文章です。

20の実践事例が取り上げられていますが、著者が直接関わる数えきれないほど多様な実践活動から選んだ20事例であり、その一つひとつが本書で紹介されている何十倍ものひだ深い活動のほんのひと駒なので、それら行間の豊かさの結果だと思います。これらの多くが身近な場から出発し、それぞれの特徴に学び、感謝しつつ広がるダイナミックな活動の実績を素材にしているからでしょう。

内容が複雑で多様なのに、本書全体がすっきりしていることも魅力です。理由は著者自身が繰り返し書いているように、大学時代から現在も学び続けている「人間・食物・

暮らしや環境との関係」を重視する食生態学の「食」の理論（食行動・食環境など）を素養に持つが、現実の実践課題解決第一で食育をすすめ、迷うときや評価段階でこれらの理論に戻って方向確認をしつつ、次の実践へとすすむ「実践↓理論↓実践」のバランスをうまくとっていること。どんな小さな食育実践でも、ＰＤＣＡの手順を学習者や関係者で確認し合ってすすめていることにありましょう。

そして何よりも、学習者や活動母体となる人々の「主体的な行動・活動」が動き出す、育つ、次の課題や目標を描きつつ、他へつながる……というフルコースを重視し、いわゆる専門家たちは〝支援する〟〝可能な場づくりをする〟ことに徹していることです。とてもさわやかな1冊です。

とは言え、取り上げている事例を含め本書は、成功事例の紹介や、正解の解説書ではありません。それぞれにとっての正解さがしの模索の記録です。「人間の多様性、食の多様性を育てる食育」「人間の生活の質と環境の質のよりよい共生をゴールとする食育」を試行する食生態学からの問いかけの1冊であります。

近年、内容の吟味をせずに言葉が先走り、形骸化しそうな「食育」の原点と、これからの方向を問い直すたたき台の1冊になることを期待します。

二〇一九年2月

足立己幸（ＮＰＯ法人食生態学実戦フォーラム理事長、女子栄養大学名誉教授、名古屋学芸大学名誉教授）

終わりに

宮城学院女子大学の定年退職を迎えるにあたって、宮城仙台に来てからの食育実践をまとめておきたいと思いました。今までも少しずつ報告してきましたが、まとめるとなるとひと仕事。定年退職というきっかけがあったからできたことです。

改めて本書を読み直してみると、研究活動の師である足立己幸先生の名前がたびたび登場しています。足立先生には学部での授業にはじまり、女子栄養大学で助手であった私を仙台の大学に誘ってくださり、その後大学院での指導、NPO法人食生態学実践フォーラムでの活動と長きにわたりご指導をいただいています。私はあるときから、足立理論を実践につなぐ〝翻訳者〟になりたいと思うようになりました。例えば、足立理論の代表的な「人間・食物・環境の関わり」は、人間の食の営みの全体像を俯瞰する理論として、実際に食育に関わる実践者の方こそ活用してほしいものの見方・考え方です。しかし、その全体性・複雑性ゆえ、難しいと思ってしまう方が少なくありません。本書が足立理論翻訳の役割を少しでも果たせたら、こんなにうれしいことはありません。

また、〝子ども主体〟〝学習者主体〟を再認識させてくれた池川尚美さんや「べんとうず」の子どもたちとの出会いも、仙台に来てからのことです。当時小学校5年生だった佐藤ひかりさんが、学部・大学院と私のゼミで「べんとうず」の活動を発展させてくれて、今春、私と一緒に〝卒業〟するのも感慨深いものがあります。

本書の多くの実践は、ゼミの学生たちとすすめてきたものです。学生は若くて元気でやさしくて、ちょっと頼りなくて、子どもにもお年寄りにもなくてはならない存在です。私がどんなにがんばっても、彼らの役割は果たせません。ゼミ生たちに感謝です。

食育実践は、連携してくださる方々がいないと成り立ちません。マイスクール桜ヶ丘、桜ヶ丘町内会、桜ヶ丘地域包括支援センター、塩竈市魚市場の皆さまにはお世話になりました。魚食育では、一般財団法人東京水産振興会の皆さまに、研究・実践の両面からご支援をいただきました。また、ＮＰＯ法人食生態学実践フォーラムの仲間には、実践活動を支えていただきました。

最後になりますが、編集を担当していただいた越智直実さんには、本書について真っ先に相談したところ、「ぜひやりましょう」の即答ではじまり、試行錯誤する私を叱咤激励してここまですすめていただきました。また、女子栄養大学学長の香川明夫先生、女子栄養大学出版部の吹春秀典部長には出版業界が厳しい中、本書の出版にご尽力いただき感謝申し上げます。さらに、編集課の城市真紀子さんには「栄養と料理」の連載企画からお世話になり、本書についてもていねいに的確にご助言くださり感謝いたします。

平本福子

二〇一九年2月

平本 福子 ひらもと ふくこ

宮城学院女子大学食品栄養学科教授。博士（栄養学）、管理栄養士。

三重県生まれ。女子栄養大学大学院修士課程修了。宮城学院女子大学助教授を経て、二〇〇七年より教授。

〇九年より大学院で「食教育特論」を担当。

専門は、調理教育・食教育。主な研究領域は、食環境との関わりを視野に入れた食教育。管理栄養士・栄養教諭養成に携わりながら、子どもを中心とした実践研究をすすめている。

〇五年よりＮＰＯ法人食生態学実践フォーラム理事。

主な著書に、『子どもとお母さんのおやつブック』（創元社）、『キッチン一年生』（創元社）、『ひとりでできるもん 全10巻』（金の星社）など。教材制作は、『実物大そのまんま料理カード基本編』（群羊社）など多数。


「深い学び」が動き出す！

食育の場をどうデザインするか

食育こそアクティブラーニング！ 20の実践と理論

2019年2月10日　初版第1刷発行

著　者　平本福子
発行者　香川明夫
発行所　女子栄養大学出版部
〒170-8481　東京都豊島区駒込 3-24-3
電話　03-3918-5411（営業）
03-3918-5301（編集）
振　替　00160-3-84647
印刷・製本　広研印刷株式会社

編　集　有限会社 OCHI NAOMI OFFICE
カバー・本文デザイン　田中彩里

ISBN978-4-7895-5003-1